Doenças cardiovasculares e sua relação com ácido úrico e gota

Doenças cardiovasculares e sua relação com ácido úrico e gota

Augusto Dê Marco Martins

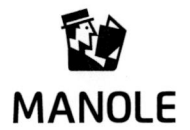

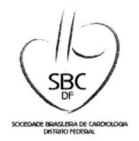

SBC
DF
SOCIEDADE BRASILEIRA DE CARDIOLOGIA
DISTRITO FEDERAL

Editora: Cristiana Gonzaga S. Corrêa
Projeto gráfico: Departamento Editorial da Editora Manole
Diagramação: Departamento Editorial da Editora Manole
Capa: Departamento de Arte da Editora Manole
Imagem da capa: istockphoto.com

CIP-BRASIL. CATALOGAÇÃO NA PUBLICAÇÃO
SINDICATO NACIONAL DOS EDITORES DE LIVROS, RJ

M341d

Martins, Augusto Dê Marco
    Doenças cardiovasculares e sua relação com ácido úrico e gota / Augusto Dê Marco Martins. - 1. ed. - Santana de Parnaíba [SP] : Manole, 2021.

Inclui bibliografia
ISBN 9786555763911

1. Cardiologia. 2. Gota (Doença). 3. Ácido úrico. I. Título.

21-69614   CDD: 616.12
                          CDU: 616.12

Leandra Felix da Cruz Candido - Bibliotecária - CRB-7/6135

Edição – 2021

Editora Manole Ltda.
Alameda América, 876
Tamboré – Santana de Parnaíba – SP – Brasil
CEP: 06543-315
Fone: (11) 4196-6000
www.manole.com.br | https://atendimento.manole.com.br/

Impresso no Brasil
Printed in Brazil

Autor

Augusto Dê Marco Martins

Título de Cardiologista pelo Conselho Federal de Medicina e Sociedade Brasileira de Cardiologia

Autor do livro *Cardiologia clínica: a prática da medicina ambulatorial*

Colaborador do livro *Ergometria & cardiologia desportiva*

Cargos exercidos:

Chefia da Unidade de Cardiologia do Hospital de Base do Distrito Federal

Preceptoria de Residência Médica da Unidade de Cardiologia do Hospital de Base do Distrito Federal

Presidência da Comissão Organizadora das Provas Admissionais para Médicos e Médicos Residentes da Secretaria de Estado da Saúde do Distrito Federal

Coordenadoria de Cardiologia da Secretaria de Estado da Saúde do Distrito Federal

Presidência da Sociedade Brasileira de Cardiologia-DF (duas gestões)

Presidência da Sociedade Brasileira de Cardiologia (Centro-Oeste)

Membro da Câmara Técnica de Cardiologia do Conselho Regional de Medicina do Distrito Federal

Diretoria de Relações Governamentais da Sociedade Brasileira de Cardiologia

Médico Colaborador do Instituto do Coração – Fundação Zerbini-DF

Presidência do VII Congresso Brasileiro de Cardiogeriatria

Presidência do 69º Congresso Brasileiro de Cardiologia

Organizador do Sistema de Educação Continuada a Distância – Procardiol – Programa de Atualização em Cardiologia

Colaboração especial dos acadêmicos de Medicina da UNIPÊ – Centro Universitário de João Pessoa-PB:

Carolina Sousa Martins

Wander Moreira Lopes

Aos meus filhos,
Carolina, Fábio e Mariana

Ao meu genro
Wander

Aos amados e iluminados netos
Marcelo e Juliana

Gostaria de compartilhar uma das poucas certezas adquiridas ao longo da minha caminhada: a de que os esforços despendidos na construção dos alicerces que fortalecem a consolidação da família não são em vão.

À amada Graça,
Esposa, companheira e amiga, que está fazendo toda esta viagem comigo, meu amor e gratidão eternos.

Sumário

Prefácio XI

Introdução I XIII

Introdução II XV

1. Curta história da gota. 1

2. Hipertensão arterial e suas relações com o ácido úrico e a gota 13

3. Doença arterial coronariana e suas relações com o ácido úrico e a gota. 30

4. Insuficiência cardíaca e suas relações com o ácido úrico e a gota 40

5. Acidente vascular encefálico e suas relações com o ácido úrico e a gota 50

6. Síndrome metabólica e *diabetes mellitus* e suas relações com
   o ácido úrico e a gota 63

7. O tratamento da gota através dos tempos. 77

8. O papel da imagem diagnóstica 124

9. Abordagem das crises agudas 126

10. Profilaxia das crises de recorrência 128

11. Fatores de risco. 130

12. Importância da dieta 133

13. Artigos de atualização 137

14. Atuais recomendações das Diretrizes (*American College of
    Rheumatology – ACR Guidelines for Manusement of Gout*) 146

Comentários finais. 148

Índice remissivo 151

Prefácio

Ácido úrico é o produto final do metabolismo endógeno e dietético da purina, formado a partir da xantina por ação da xantina-oxidase. Os níveis de ácido úrico sérico aumentam principalmente por conta da diminuição em sua excreção pelos rins, como ocorre quando há redução no fluxo sanguíneo ou redução da função renal por outros motivos. Aqueles níveis podem aumentar também (mas em menor grau) pela produção aumentada de ácido úrico, como ocorre quando da ingesta de alimentos ricos em purina, abuso de álcool, consumo excessivo de frutose ou por condições relacionadas a alta regeneração celular, como doenças mieloproliferativas, psoríase etc.

Durante décadas estudos epidemiológicos vêm demonstrando uma associação entre hiperuricemia e doenças cardiovasculares. Entretanto, a associação da hiperuricemia com vários outros fatores de risco tradicionais, como insuficiência renal, hiperlipidemia, resistência à insulina, obesidade e hipertensão, entre outros, torna difícil comprovar uma possível relação causal entre hiperuricemia e doenças cardiovasculares. Por outro lado, o tratamento da hiperuricemia e da gota apresenta desafios que nem sempre são fáceis de equacionar.

Para responder a esses e outros questionamentos o Dr. Augusto Dê Marco Martins, profissional reconhecido nacionalmente por suas inúmeras atividades, como a de ex-Presidente da Sociedade Brasileira de Cardiologia – regionais Distrito Federal e Centro-Oeste –, chamou a si a árdua tarefa de escrever o presente livro. Nele, o Dr. Martins faz uma revisão abrangente do que se sabe hoje sobre o tema, discutindo aspectos epidemiológicos, fisiopatológicos, de diagnóstico e de tratamento. Seguramente essa publicação servirá de referência a todos os interessados no assunto.

Que tenham uma excelente leitura!

Prof. Dr. José Carlos Nicolau
Professor da Faculdade de Medicina da Universidade de São Paulo
Diretor da Unidade de Coronariopatia Aguda do Instituto do Coração
(InCor-HCFMUSP)

Introdução I

Históricas considerações sobre a gota:

Que doença é essa, que...

Há 2 mil anos anos era considerada "socialmente desejável", porque apenas os que estavam no poder político ou social tendiam a desenvolvê-la?

De tão glamorosa, torna-se tema central de peças teatrais?

Acreditava-se ser um emblema da nobreza, um talismã contra outras aflições e que reunia até mesmo poderes afrodisíacos?

Era alardeada como uma cura, uma vacina, uma apólice de seguro contra doenças piores?

Era também conhecida como "doença dos ricos" ou "doença dos reis"?

Afinal, que doença é essa cujo tratamento instituído há mais de 2 mil anos recebeu o sugestivo nome de *"anima articulorum"* (alma das articulações) e pode ser utilizado até os dias de hoje até mesmo em estudos experimentais com promissores resultados terapêuticos contra o vírus SARS-COV-2 COVID-19?

Introdução II

Históricas considerações sobre a gota:

O primeiro relato histórico de que a gota podia afetar também o sexo feminino foi feito durante o reinado de Nero (54-68 d.C.) pelo senador romano Sêneca, ao observar o crescente número de mulheres acometidas pela doença.

Proferiu à época uma curiosa observação, que pode ser considerada absolutamente atual:

"'... nesta época, as mulheres rivalizam com os homens em todo tipo de lascívia... por que precisamos ser surpreendidos?'".

"In hac aetate, in omni hominum genere mulieres aemulus substructa lascivia est... nos postulo deinde mirari cur cum tanta hominum sexus feminei is podagrae molestia laborare?"

1

Curta história da gota

Agota e a artrite gotosa são umas das primeiras enfermidades reconhecidas na história da medicina como entidades clínicas. Consta que as primeiras identificações da podagra (denominação dada à gota aguda acometendo a primeira articulação metatarsofalangiana) foram feitas em 2640 a.c. pelos egípcios. Trata-se, portanto, de uma doença histórica, graças principalmente às descrições de Hipócrates, Célio Aureliano, Sorano de Éfeso e Areteu da Capadócia.[1] Curiosamente há também uma reconhecida importância da arte no desenvolvimento do seu conhecimento, como também no de algumas doenças reumáticas.

A gota foi descrita no século V por Hipócrates, que a classificou como não transmissível, tendo proposto algumas considerações clínicas – denominadas aforismos – que contêm observações médicas que podem ser admitidas até os dias de hoje.[2,3] O termo "aforismo" vem do grego αφορισμός – aphorismos, que significa "definição" ou uma sentença concisa.

OS CINCO AFORISMAS DE HIPÓCRATES SOBRE A GOTA

- V-25: "As afecções de gota e as convulsões se amortecem e se acalmam, podendo até mesmo cessar de todo, através da efusão de água fria em abundância".
- VI-29: "As mulheres não são acometidas de gota, até que cesse sua menstruação".
- VI-30: "Os jovens não adoecem de gota antes da relação sexual".

- VI-40: "Nas afecções causadas pela gota, a inflamação melhora dentro de 40 dias".
- XI-55: "Os ataques de gota são comumente mais frequentes na primavera e no outono".

Sua arguta percepção clínica da afecção lhe permitiu outras importantes observações, como a de que a doença compartilhava uma estreita relação com o estilo de vida do indivíduo acometido. Como esse estilo de vida só poderia ser proporcionado aos ricos e poderosos, referiu-se então à gota como uma "doença dos reis" ou "doença dos ricos", em oposição ao reumatismo, considerada, à época, uma artrite dos pobres.[2,3] Celso (*Aulus Cornelius Celsus* – 25 a.C. – 50 d.C.) considerava a gota, a artrite e o reumatismo a mesma enfermidade, com recomendações de que a adoção de uma vida saudável e regular, evitando a obesidade e o excesso de bebidas alcoólicas, poderia evitá-las.[4]

Historicamente existem controvérsias acerca do primeiro indivíduo a utilizar o termo "gota", usada pelos médicos desde o século X da nossa era. A palavra é derivada da palavra latina *gutta* (ou "gota"), e teria sido empregada pela primeira vez ou por um monge dominicano chamado Randolphus de Bocking, capelão doméstico do bispo de Chichester (1197-1258), ou por Geoffroi de Villehardouin, historiador francês de reputação, que a teria usado em um trabalho de sua autoria denominado *História do Império de Constantinopla sob os imperadores franceses* (*Histoire de l'empire de Constantinople sous les empereurs françois*), escrito entre 1207 e 1212. Nessa publicação, descreve como o conde Hugues de Saint Paul sofreu e morreu de doença da gota, envolvendo seus pés e tornozelos.[3,5]

A gota era tão frequente na Grécia antiga que se produziam obras de teatro cujo enredo central era a doença. De uma dessas obras deriva o termo "podagra" (gota aguda acometendo a primeira articulação metatarsofalangiana). Podagra, tema da peça, era o nome de uma curiosa deusa grega nascida de Dionísio (Baco), o deus do vinho, e Afrodite (Vênus), deusa do amor, que se caracterizava por voltar seus poderes e pragas contra os médicos e demais indivíduos que a combatiam. Pelo contrário, mostrava-se complacente, tolerante e bondosa, deixando sadios e totalmente imunes aqueles que não travavam luta contra ela.[6]

Empédocles (490 a.C. – 430 a.C.) foi um filósofo e pensador pré-socrático grego conhecido por ser o criador da Teoria Cosmogênica dos Quatro Elementos.[7] Consistia na crença de que a origem do universo somente poderia ser explicada pela associação de vários elementos. Assim, segundo ele, os elementos primordiais e indestrutíveis responsáveis pela geração de todas as coisas seriam o fogo, a água, o ar e a terra. A mistura desses elementos ocorria de acordo com dois princípios universais opostos: o amor e o ódio, que atuariam como forças responsáveis tanto pela formação quanto pela separação dos elementos. Essas duas forças cíclicas, antagônicas e cósmicas, geradas pelos dois princípios, revelariam e explicariam a geração de todas as coisas existentes no mundo.[8-10]

Sob esse princípio básico, Hipócrates formulou uma teoria médica, conhecida como Teoria Hipocrática ou Galênica, ou ainda Teoria dos Quatro Humores. Sustentava que um humor corporal caracterizava-se por sua fluidez e miscibilidade, sendo o suporte das quatro condições fundamentais orgânicas: calor, frio, secura e umidade. Seguindo esse contexto de raciocínio, deveriam existir no organismo humano quatro humores (sangue, linfa, bílis amarela e bílis negra), procedentes respectivamente do coração, do sistema respiratório, do fígado e do baço. Cada um desses humores tinha diferentes características: o sangue, quente e úmido; a fleuma, fria e úmida; a bílis amarela, quente e seca; e a bílis negra, fria e seca. Mantinham estreita e direta relação com os quatro elementos da natureza de Empédocles.[7-10] A predominância ou a carência de cada um desses humores seria o vetor responsável por diferentes constituições e especificidades individuais, por exemplo, o caráter e o temperamento: o popular sanguíneo, o sereno fleumático, o forte colérico e o soturno melancólico. A completa manutenção do estado físico da saúde seria, então, o resultado de um perfeito equilíbrio entre esses quatro humores orgânicos. Logo, acreditava-se que a ocorrência de uma doença era o resultado de um desequilíbrio ou uma combinação incorreta entre esses humores, cuja causa principal seriam alterações advindas habitualmente de maus hábitos alimentares. A principal função do médico, para Hipócrates, seria a restauração desse equilíbrio entre os quatro humores, por meio da administração do humor em carência ou eliminação/redução do humor em excesso. Interessantemente, acreditava e pregava que essa intervenção médica só deveria ser realizada em duas situações: caso a natureza por si só não restabelecesse esse equilíbrio, ou com a intenção de abreviar o restabelecimento.[11-14]

Seis séculos depois, Galeno (Cláudio ou Élio Galeno, 130-217 d.C.) descreve pela primeira vez os tofos gotosos, definidos como coleções macroscópicas de cristais de urato monossódico (UM) visíveis ao exame clínico, caracterizando habitualmente um sinal de que a doença é de longo curso e que provavelmente não foi devidamente tratada. Arguto observador, Galeno teve a percepção de um crescente aumento dos casos de gota durante sua geração, correlacionando-a principalmente aos hábitos adquiridos pelos eunucos, da gula e do excesso de consumo de bebidas alcoólicas. Associou também sua ocorrência a certos comportamentos humanos, como a arrogância, o deboche e a intemperança, embora reconhecesse a importância de um traço hereditário que anteriormente já havia sido referido pelo senador romano Sêneca.[6,15-16]

Somente no século XVIII apareceu William Cullen (1710-1790), proeminente figura médica escocesa, conhecido como um dos mais influentes palestrantes de sua geração. Sustentado no acompanhamento médico de seus pais, descreveu mais pormenorizadamente a gota, acrescentando-lhe, já com maior conhecimento, um caráter hereditário e/ou genético.[3]

A sugestão de que a gota poderia ser incluída entre as enfermidades resultantes de erros inatos do metabolismo só aconteceu em 1931, por intermédio de *Sir* Archibald Garrod[17] (filho de *Sir* Alfred Baring Garrod). Inicialmente, acreditava-se que era uma doença que acometia preferencialmente o sexo masculino. O primeiro relato histórico de que a doença podia também afetar o sexo feminino foi feito durante o reinado de Nero (54-68 d.C.) pelo senador romano Sêneca (Lucius Annaeus Sêneca – 4 a.C. – 65), ao observar muitas mulheres acometidas pela doença.[6,18-21]

Cabe lembrar, neste ponto, Araeteus da Capadócia, seguramente um dos mais notáveis médicos da Grécia antiga. A maioria dos historiadores acredita que tenha exercido a medicina no século I d.C., durante o reinado de Nero ou Vespasiano. Embora tenha descrito a doença com base na visão médica de Hipócrates, foi o primeiro a correlacionar um quadro doloroso e agudo na região do pé, calcanhar e tornozelo com a gota, tendo inclusive sugerido a possibilidade da presença de uma substância tóxica no sangue dos indivíduos por ela acometidos, questionando, desta forma, a teoria do desequilíbrio dos quatro humores.[22-23]

Já nos tempos mais modernos, primeiro cientista a observar as bactérias e os protozoários, o holandês Antony van Leeuwenhoek (1632-1723) deixou um importante legado na contribuição da biologia celular. Trabalhou desde a adolescência como negociante de tecidos, atividade que lhe deu suficiente estabilidade econômica para dedicar-se a sua grande paixão: a fabricação de lentes para o estudo dos microrganismos. A invenção do microscópio, atribuída a Galileu, foi na verdade fruto do aperfeiçoamento feito por ele, que o empregou continuamente na observação de seres vivos. Utilizando um microscópio de sua fabricação e coleção particular (possuía a maior coleção de lentes do mundo, cerca de 250 microscópios), descreveu, por meio de suas observações microscópicas, fibras musculares, protozoários e até mesmo o fluxo sanguíneo nos capilares de peixes. É até hoje considerado o "pai da Microscopia e da Microbiologia". Desenvolveu equipamentos e métodos próprios, que manteve em segredo, com a finalidade de realizar experiências sobre o comportamento de seres microscópicos. Concluiu que os microrganismos presentes em qualquer recipiente exposto ao ar não nasciam espontaneamente da putrefação, mas viajavam através da água da chuva e do vento. Essa ideia, revolucionária na época, trouxe-lhe muito prestígio no meio científico. Foi o responsável pela primeira descrição da aparência dos cristais de urato que ocorrem na hiperuricemia, a partir de um tofo gotoso, embora obviamente sua composição química fosse desconhecida na época. Descreve os achados microscópicos dos cristais, observados em 1679: "observei uma matéria sólida que inicialmente aos meus olhos se assemelhava ao giz, e pude constatar meu engano inicial já que na verdade consistiam em nada além de pequenas partículas longas e transparentes, muitas apontadas para ambas as extremidades" (descrição fiel dos cristais de ácido úrico em forma de agulha). Embora van Leeuwenhoek não tenha escrito nenhum livro, suas descobertas vieram à luz por meio de correspondências trocadas com a *Royal Society*, que publicou suas cartas.[24-25]

No mundo ocidental, o pensamento patológico moderno, por meio do uso da racionalidade e do contato direto com o paciente à beira do leito, teve um enorme avanço nos séculos XVI e XVII. Iniciou-se a tentativa da construção de esquemas racionais para tentar explicar a enfermidade, deixando um pouco de lado os polêmicos consensos quase metafísicos acerca dos conceitos das patologias.[26]

O mais notável representante da medicina inglesa, Thomas Sydenham (1624-1689), um entusiasta, proponente e seguidor da medicina hipocrática – denominado inclusive "Hipócrates inglês" – juntamente com médicos e investigadores de grande prestígio à época, como Wallis y Ward, Goddard, Petty, Wilkins, Wren, Wellington, Hooke e Robert Boyle, fundou a *Royal Society* (instituição destinada à promoção do conhecimento científico, fundada em 28 de novembro de 1660 em Londres). Passaram a adotar e preconizar o método "baconiano" (Francis Bacon – 1561-1626), segundo o qual a descoberta de fatos verdadeiros não depende do raciocínio silogístico aristotélico, mas, sim, da observação e da experimentação regulada pelo raciocínio indutivo. A partir desse princípio, Sydenham descreve o conceito das espécies mórbidas e em seus livros, que são observações diretas obtidas à beira do leito de seus pacientes, consegue descrever magistralmente várias patologias. Com seu trabalho meticuloso, Sydenham foi o primeiro a descrever a escarlatina; a identificar a ligação entre pulgas e tifo; a popularizar o uso do quinino no tratamento da malária; a explicar um distúrbio involuntário dos movimentos que ocorria após uma febre (hoje conhecida como coreia de Sydenham); e ainda introduziu uma tintura líquida de ópio para alívio da dor. Entre seus trabalhos, *Observationes Medicae* (1676) serviu como um livro-texto funcional por cerca de duzentos anos. Um de seus trabalhos mais valiosos e duradouros foi escrito em 1683, sobre a gota – *The Tractatus de podagra et hydrope (The management of arthritis and dropsy)*, em que levou a arte da observação clínica a um nível pessoal. Tendo sofrido ataques frequentes e debilitantes da gota a partir dos 30 anos, ele fez um relato descritivo, em primeira pessoa, da sua aflição. Escreveu, entre outros, os seguintes textos: *Methodus curandi febres*, em 1666; *Anatomie*, em 1668, e *De arte medica*, em 1669.[27]

Em suas detalhadas observações, sustentava que a gota era mais prevalente no sexo masculino, nos obesos, em idosos, e que as crises agudas ocorriam mais frequentemente após copiosas refeições acompanhadas de vinhos e outras bebidas alcoólicas. Descreve o paroxismo das crises e a gota crônica da seguinte forma: "produz a deformação de um ou vários dedos, dando-lhe uma semelhança a um monte de raízes de nabo; imobilizam pouco a pouco, dando origem, em torno dos tecidos das articulações, a concreções que dilaceram a pele, expondo tofos muito semelhantes ao gesso ou aos olhos do caranguejo, que devem ser removidos com um estilete". Ao discorrer sobre o assunto, no final ironiza a doença, sabedor de que grandes reis, príncipes, pessoas ilustres, generais, almirantes, filósofos e muitos outros poderosos sofreram com ela. Ironicamente, em seus últimos 34 anos de vida tornou-se incapacitado pela gota e pela doença renal. Duas curiosidades são frequentemente descritas pelos estudiosos de Sydenham: a primeira se refere a uma pergunta sua feita a *Sir* Richard Blackmore (respeitado médico, teólogo e poeta inglês) sobre a melhor atitude a ser adotada para um médico se tornar um clínico de boa prática profissional. E Blackmore, curiosamente, responde: "Leia *Dom Quixote*: é um autor excepcional; não me canso de lê-lo". A outra se refere a *Sir* Han Sloane, que foi o presidente da Escola de Medicina e da *Royal Society*. Sydenham escreveu-lhe uma carta em que tece elogios a sua excepcional preparação botânica e anatômica, à qual Sloane respondeu: "Não se iluda, meu jovem; tudo isso não tem importância. Se você quer aprender o que é a doença, deve ir continuamente para junto do leito do seu paciente."[27-31]

Os escritos de Sydenham tiveram grande impacto na Europa durante o século XVII, e seus estudos sobre a gota foram tão importantes que, a partir dessa época e ainda por muito tempo, qualquer doença que se apresentasse com dor nas articulações era chamada de gota, incluindo até mesmo uma equivocada citação anotada em uma tese do cirurgião francês Landré-Beauvai (Augustin Jacob Landré-Beauvais,1772-1840) sobre artrite reumatoide, denominada por ele "gota astênica" em 1801.[32-33]

Também na Europa, William Stukeley, médico, arqueólogo e famoso antiquário inglês – que também sofria de gota –, descreveu pela primeira vez em seu livro *Of the gout*, publicado em 1734, a presença dos sais úricos que ocasionavam as crises dolorosas da doença: "a dor se assemelha a uma mordida venenosa causada por uma parcela de pequenos sais flutuando com agilidade em um licor e descendo em cristais de incrível tenuidade e nitidez", que ele perspicazmente chamou de espículas e dardos.[34-35]

Em 1776, o farmacêutico sueco Karl Wilheim Scheele (1742-1786) enviou uma comunicação à Academia de Ciências de Estocolmo (*Royal Swedish Academy of Sciences*, fundada em 1739) relatando que os cálculos urinários de pacientes com gota, quando examinados por ele, não eram de natureza calcária, mas compostos por um ácido orgânico desconhecido. Esse ácido também foi encontrado na urina, e Scheele o denominou ácido lítico (relativo às pedras urinárias). Na época, essa descoberta causou pouco impacto, embora as pedras urinárias fossem muito comuns. Em 1787, quando os trabalhos de Scheele foram traduzidos para o inglês, surgiu quase concomitantemente a publicação de um livro – *Tratados sobre litíase e gota*, de Murray Forbes, comprovando as afirmações anteriormente descritas pelo farmacêutico sueco.[6,36] O lugar de Scheele na história da química é gravado também pela identificação de quinze novas substâncias e pelos relatos das propriedades químicas de muitos outros. Comprovando sua importância científica, Jean Baptiste André Dumas (1800-1884), um importante químico francês, mais conhecido por seus trabalhos em análise e síntese orgânica, bem como na determinação de pesos atômicos (massas atômicas relativas) e pesos moleculares, observou que, apesar de mal equipado e sustentado em algumas teorias simplistas, Scheele foi um químico experimental, talentoso e inspirador.[37]

Também vale lembrar Félix Vicq d'Azyr (1748-1794), que nasceu na pequena cidade de Valognes, na Normandia. Estudou na Escola Médica de Paris e recebeu seu diploma em medicina em 1774. Nesse mesmo ano foi eleito, com apenas 26 anos de idade, para a Academia de Ciências – principalmente em função de suas excelentes contribuições médicas relacionadas à anatomia humana. Tornou-se amplamente conhecido após bem-sucedido trabalho exercido no combate de uma grave peste bovina que ocorreu na parte sul da França em 1774. Durante seus estudos de anatomia humana e animal, discutiu e publicou, em 1780, artigos sobre todas as concreções animais que encontrou, sem discussão mais profunda de suas possíveis composições químicas. Ele acreditava que os cálculos urinários eram devidos à hiperconcentração da urina, já que, com coerência, salientou que, independentemente ou não da presença de cálculos, a urina humana sempre continha "ácido úrico". Publicou em 1786 um notável e importante tratado de anatomia e fisiologia que continha descrições originais ilustradas por meio de figuras coloridas do cérebro humano de tamanho natural, de qualidade e exatidão jamais alcançadas antes. Deixou certamente para a história da medicina a maior contribuição do conhecimento da anatomia cerebral. Em 1789 foi nomeado médico da rainha Maria Antonieta. Infelizmente, Vicq d'Azyr não sobreviveu ao tumulto da Revolução Francesa, tendo falecido aos 46 anos em 20 de junho de 1794.[38-42]

Contemporâneo seu, William Hyde Wollaston (1766-1828), médico e químico britânico, obteve em 1793 o doutorado em medicina pela Universidade de Cambridge, tendo sido imediatamente eleito membro da *Royal Society*. Durante seus estudos médicos interessou-se também por química, cristalografia, metalurgia e física. Em 1800 deixou a medicina e dedicou-se exclusivamente às áreas da química e da física. Nessas áreas escolhidas desenvolveu uma forma de processar o minério de platina, e, mediante essa atividade, além de tornar-se um homem rico, descobriu dois elementos químicos: o paládio (1802) e o ródio (1804). Publicou, sobre vários assuntos, um total de 56 artigos – a maioria no *Philosophical Transactions* da *London Royal Society* – nas áreas de química, mineralogia, cristalografia, eletricidade, mecânica, física, botânica, astronomia, fisiologia e patologia.[43]

Até esse momento da história da medicina, a química clínica não surgira. Em 14 de dezembro de 1795, George Pearson (1751-1828), médico e químico, entregou um documento à Royal Society, em Londres, acerca de sua observação e estudo de trezentas pedras urinárias obtidas da coleção de oitocentos espécimes de um inglês, *Mr.* Heaviside. Por meio dessa análise, fez duas constatações: uma de natureza química, na qual acreditava que era falsa a formulação feita anteriormente por Scheele de que o ácido lítico era o principal componente dos cálculos urinários. Ele acreditava que na verdade se tratava de um óxido. Sua segunda consideração foi uma valiosa correlação químico-clínica, quando sugeriu que o termo "lítico" fosse alterado para "úrico". G. Pearson denominou--o então "úrico" ou "óxido úrico".[44] Contudo, nas idas e vindas científicas que a medicina frequentemente proporciona, Wollaston, durante uma apresentação na *Royal Society*, em 1797, consolidou os achados de Scheele feitos em 1776, a partir de uma experiência pessoal, ao retirar material orgânico da parte superior de sua própria orelha (tofo gotoso), composto, conforme anteriormente descrito, por ácido lítico e um mineral alcalino.[45]

Já em 1780, Antoine François de Fourcroy graduou-se como médico pela Faculdade de Medicina de Paris, demonstrando durante o curso grande interesse e habilidade pela química. Incomodado com as diversas proposições acerca da real composição dos elementos químicos dos cálculos urinários, repetiu cuidadosamente cada um dos experimentos de Pearson e enfaticamente contestou esses achados concluindo que as observações iniciais de Scheele eram as corretas. Em caráter final e definitivo, em 1779, decidiu denominá-lo "ácido úrico". Ele analisa e descreve que a enorme maioria dos cálculos examinados continha um pouco de ácido úrico (194 de 200 pedras), mas com uma ampla gama de concentrações, que variava de uma parte por 200 a 199 partes por 200, sendo que a maioria continha de 80 a 140 partes por 200. Os outros constituintes encontrados eram sais de cálcio ou amônia, particularmente fosfatos. Além disso, havia alguma matéria animal que, ao ser aquecida a uma alta temperatura, liberava amônia, demonstrando a presença de nitrogênio. Em todas as suas palestras, Fourcroy enfatizou as estreitas relações entre a química e a história natural e sua aplicação na medicina.[46-47]

Em 1876, *Sir* Alfred Baring Garrod, ilustre médico londrino, com histórico de grande contribuição médica na área da reumatologia, identificou o ácido úrico como um constituinte normal do soro de pessoas saudáveis e desenvolveu um método semiquantitativo para sua medição no soro ou na urina – que foi o primeiro teste químico clínico já realizado. Ao mesmo, tempo observou um aumento dos níveis de ácido úrico no sangue de pacientes acometidos de gota sem que fosse observado aumento semelhante em pacientes com reumatismo agudo e/ou na doença de Bright (insuficiência renal crônica). Acreditava que o paroxismo gotoso agudo pudesse ser desencadeado pela precipitação de cristais de urato de sódio nos tecidos moles das articulações ou em tecidos vizinhos, com diminuição concomitante na concentração de ácido úrico urinário. Sustentado nessa premissa, propôs então que a gota poderia depender da perda temporária ou definitiva do poder excretor dos rins, caracterizando dessa forma os depósitos tofácios como um marcador para o defeito excretor de ácido úrico.

Em seu notável volume *The nature and treatment of gout and rheumatic gout* (1859), afirmou que "o urato sódico depositado deve ser encarado como a causa, e não o efeito, da inflamação gotosa". Em seu tratado sobre a doença, Garrod fez dez proposições que refletiam sua visão sobre a doença. Algumas dessas brilhantes proposições são:

- Altos níveis de ácido úrico estão presentes (e essenciais) antes, durante e no intervalo entre os ataques de gota.
- Altos níveis de ácido úrico podem ocorrer em pacientes assintomáticos.
- Os rins estão envolvidos tanto na fase inicial da doença, com um defeito funcional específico de incapacidade de excreção do ácido úrico, quanto na fase final, com o desenvolvimento de mudanças biológicas estruturais. A hiperuricemia seria então o resultado de um aumento da produção ou da incapacidade dos rins em excretar eficientemente o ácido úrico.
- Somente na gota verdadeira há deposição de urato de sódio nos tecidos inflamados.[48-51]

Assim, mesmo com os notáveis avanços do conhecimento, a descrição científica de uma deficiência enzimática diretamente relacionada ao metabolismo das purinas só foi descrita em 1967, por Seegmiller, Rosenbloom e Kelley, mediante a descrição de síndrome de Kelley-Seegmiller, que é a forma clínica mais branda da deficiência da hipoxantina-guanina-fosforribosil-transferase – um raro transtorno hereditário do metabolismo das purinas associado a uma superprodução de ácido úrico, que conduz a quadros de urolitíase e precoce surgimento da gota. Anteriormente, em descrição sugerida para a patogênese da hiperuricemia, Seegmiller e colaboradores descreveram com brilho a importância da produção excessiva de urato e da deficiência dos níveis de excreção urinária.[52-53]

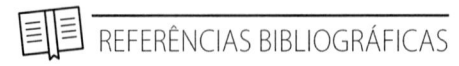

REFERÊNCIAS BIBLIOGRÁFICAS

1. Schwartz S. Disease of distinction. Available: http://www.stepjanaschwartz.com/PDF/disease of distinction.

2. Hippocrates. The genuine works of Hippocrates, col 1 and 11. Translated and edited by Adams F. New York: Wood; 1886.
3. Nuki G, Peter A, Simkin. A concise history of gout and hyperuricemia and their treatment. Arthritis Research & Therapy. 2006;8(Suppl.1).
4. Celsus AC. De Medicina. Translated by W. G. Spencer. Cambridge. v.I-II.
5. Copeman WSC. A short history of the gout and the rheumatic diseases. Los Angeles: University of California Press; 1964.
6. García-Kutzbach A. Apuntes históricos sobre la gota. "II Simposium de Actualización en gota". Guatemala, 27 de abril de1993.
7. Magill FN. The ancient world: dictionary of world biography. Routledge; 2003. p.374-5.
8. Breverton T. Breverton's encyclopedia of inventions: a compendium of technological leaps, groundbreaking discoveries and scientific break-throughs that changed the world. Quercus; 2012. p.29-30.
9. Marcondes D. Iniciação à história da filosofia. Jorge Zahar; 2005. p. 34.
10. Drozdek A. Greek philosophers as theologians: the divine arche. Ashgate Publishing, Ltd. 2007. p. 71-7.
11. Drozdek A. Greek philosophers as theologians: the divine arche. Ashgate Publishing, Ltd.; 2007. p. 71-7.
12. Clendening, Logan. Source book of medical history compiled. New York: Dover Publications; 1960.
13. Jardine N. The birth of history and philosophy of science. New York: Cambridge University; 1984.
14. Castiglioni A. A história da medicina. São Paulo: Cia. Editora Nacional; 1947. p.191-2.
15. Ephesius R. Oeuvres de Rufus d'Ephese. Texte collatione sur les manuscrits traduit pour la prem. fois en française avec une introduction. Publi-cation commencée par Ch. Daremberg. Paris, 1879. 126. Scribonius Largus Compositi.
16. Hormell RS. Notes on the history of rheumatism and gout. New England J Med. 1940;223:754-60.
17. Garrod AE. The inborn factors in disease: an essay. London: Oxford University Press; 1931.
18. Galen C. Claudii Galeni Opera Omni. 1821. Leipzig: CG Kühn; 1833.
19. Garrison FH. An introduction to the history of medicine. Philadelphia: Saunders; 1929.
20. Ephesius R. Oeuvres de Rufus d'Ephese. Texte collatione sur les manuscrits traduit pour la prem. fois en française avec une introduction. Publi-cation commencée par Ch. Daremberg. Paris, 1879.
21. Hormell RS. Notes on the history of rheumatism and gout. New England J Med. 1940;223:754-60.
22. Deichgräber D, Aretaeus von Kappadozien als medizinischer Schriftsteller, Berlin, 1971.
23. Aretaeus the Cappadocian. The extant works. Ed. and trans. by Francis Adams. London: Sydenham Society; 1856, p.362.
24. Antony van Leeuwenhoek (inventor do microscópio). Jornal Brasileiro de Patologia e Medicina Laboratorial. Print version ISSN 1676-2444 On-line version ISSN 1678-4774. J Bras Patol Med Lab. 2009 Apr;45(2).
25. McCarty DJ. A historical note: Leeuwenhoek's description of crystals from a gouty tophus. Arthritis Rheum. 1970;13:414-8.
26. Lain Entralgo P. Historia universal de la medicina. Salvat Editores, 1981; 4:297-307.
27. Encyclopedia Britannica. Thomas Sydenham. Available: https://www.britannica.com/biography/Thomas-Sydenham.
28. MacKenzie CR. Gout and hyperuricemia: an historical perspective. Current Treatment Options in Rheumatology. 2015 Apr 19;1:119-30
29. Sydenham T. A treatise of the gout and dropsy. 1783. Google Books.
30. Sydenham ST. Thomae Sydenham Methodus curandi febres, propriis observationibus superstructa. Crook, 1666. Biblioteca Pública de Lyon.

31. Boyle, Robert, Works (I 744), v, 567. Payne JF. Thomas Sydenham (1900), p. 129. + P.R.O. File 30/24/47/2, reproduced in "Locke and Sydenham on the Teaching of Anatomy", by K. Dewhurst, Medical History (i 958), iI, I-I2.

32. Snorrason E. Landre-Beauvais and his Goutte Asthenique primitive. Act Med Scand. 1952;266:115-8.

33. Landré-Beauvais AJ. Doit-on admetre une nouvelle espèce de goutte sous la denomination de goutte asthémique primitive? Paris: Briston An VIII, 1800.

34. Stukeley W. Of the Gout. London: Roberts; 1734.

35. Hormell RS. Notes on the history of rheumatism and gout. New England J Med. 1940;223:754-60.

36. Scheele KW. Examen chemicum calculi urinarii. Opuscula. 1776, 2:73-Lehninger: Principios de bioquímica. 5ª ed. Consultado el 20 de noviembre de 2012.

37. Dumas J.: Leçons de philosophic chimique. Quoted by Robert Massain, Chimie et Chimistes, edited by Magnard, Paris, 1982. p.289.

38. Vicq d'Azyr F. Anatomy, medicine and revolution. Can J Neurol Sci. 2007 Feb;34(1):30-7.

39. Vicq d'Azyr F. Exposé des moyens curatifs et préservatifs qui peuvent être employés contre les maladies pestilentielles des bêtes à cornes. Méri-got l'ainé, Paris; 1776..

40. Mandressi R. The past, education and science. Félix Vicq d'Azyr and the history of medicine in the 18th century. Medicina nei Secoli (in Italian). 2008;20(1):183-212. PMID 19569416.

41. Moreau (de la Sarthe) JL. Œuvres de Vicq d'Azyr, recueillis et publiés avec des notes et un discours sur sa vie et ses ouvrages, ornés d'un volume de lanches, grand in-4.0, et d'un frontispice allégorique (6 volumes and an atlas). Paris: Duprat-Duberger; 1805.

42. Vicq d'Azyr F. Recherche sur la structure du cerveau, du cervelet, de la moelle allongée, de la moelle épinière; & sur l'origine des nerfs de l'homme & des animaux. Histoire de l'Académie Royale des Sciences de Paris – Année 1781, Paris: Imprimerie Royale; 1784. p.495-622.

43. Woolaston WH. On gouty and urinary concretions. Philosoph Trans R Soc Lond. 1787;87:386-415.

44. Thomson T. The history of chemistry. London: Henry Colburn and Richard Bentley; 1830;1:247-50.

45. WH, M. D. F. R. On gouty and urinary concretions. S. Read June 22, 1797.

46. Royal Society of London. 1833. Abstracts of the Papers Printed in the Philosophical Transactions of the Royal Society of London from 1800 to 1830 Inclusive. 2 v. London: Royal Society.

47. Fourcroy A. A general system of chemical knowledge (11 v., 1801-1802).

48. Storey GD. Alfred Baring Garrod (1819-1907). Rheumatology (Oxford, England). 2001 Oct;40(10):1189-90. doi:10.1093/rheumatology.

49. Garrod AB. The nature and treatment of gout and rheumatic gout. London: Walton and Maberly; 1859.

50. Garrod AB. A treatise on gout and rheumatic gout (rheumatoid arthritis). 3rd ed. London: Longmans; 1876.

51. Garrod AB. Observations on certain pathological conditions of the blood and urine in gout, rheumatism and Bright's disease. Trans M-Chir Soc Edinburgh. 1848;31:83-97.

52. Seegmiller JE, Rosenbloom FM, Kelley WN. An enzyme defect associated with a sex-linked human neurological disorder and excessive purine synthesis. Science. 1967 Mar 31;155(3770):1682-4. doi:10.1126/science.155.3770.1682.

53. Seegmiller JE, Grayzel AI, Laster L, Liddle L. Uric acid production in gout. J Clin Invest. 1961;40:1304-14.

2

Hipertensão arterial e suas relações com o ácido úrico e a gota

A associação entre a hiperuricemia e as doenças cardiovasculares (DCV) foi descrita pela primeira vez na década de 1950 do século passado. Apesar do elevado número de pesquisas clínicas e de estudos epidemiológicos sugerirem fortemente uma positiva associação, que ocorre na população geral e em hipertensos, seu papel como fator de risco independente permanece como foco de discussão permanente.[54-56] A teoria proposta, que já persiste por algumas décadas, parece aparentemente não deixar dúvidas sobre essa relação. Contudo, a questão central não é a associação direta da hiperuricemia com as DCV, mas, sim, se aquela representa efetivamente um papel causal no desenvolvimento destas. Na verdade, tem sido bastante difícil identificar o papel específico da hiperuricemia devido a sua frequente associação com outros fatores de risco cardiovasculares já estabelecidos.[57-59]

O ácido úrico é gerado durante o metabolismo dos nucleotídeos e do trifosfato de adenosina (ATP), sendo degradado na maioria dos mamíferos pela enzima hepática urato-oxidase (uricase), em alantoína, que é excretada livremente na urina. No entanto, durante a época do Mioceno (20 a 5 milhões de anos atrás),[60] ocorreram duas mutações paralelas, mas distintas, nos primeiros hominoides, que tornaram o gene da uricase não funcional. Como consequência, os seres humanos e os grandes símios apresentam níveis mais altos de ácido úrico em comparação com a maioria dos mamíferos.[61] No cenário das dietas nativas, a mutação da uricase resultou em apenas um leve aumento nos níveis do ácido úrico – de 3-4 mg/dL, semelhante ao observado entre macacos, que também não possuem a enzima uricase.[62] No entanto, com a introdução de dietas ocidentais, ricas em alimentos que podem elevar os níveis de AU, como a frutose dos açúcares adicionados, observou-se um dramático aumento em seus níveis, que ocorreu paralelamente a um aumento acentuado de doenças cardiovasculares, como hipertensão arterial sistêmica (HAS), doença arterial coronariana (DAC), insuficiência cardíaca (IC), acidente vascular encefálico (AVE), doença vascular periférica, obesidade, síndrome metabólica (SM) e *diabetes mellitus* (DM2).[63]

As primeiras descrições correlacionando o metabolismo de purinas e a ingestão proteica ocorreram em 1914, com relatos de Taylor et al., postulando que os ácidos nucleicos deviam ser sintetizados a partir de aminoácidos, podendo, assim, estimular o metabolismo nuclear e contribuir para um aumento do anabolismo das purinas.[64]

A produção excessiva de ácido úrico pode ser o resultado de uma elevada ingestão proteica e de anormalidades dos sistemas enzimáticos que regulam o metabolismo das purinas. Pode também ser produzido em excesso em consequência da degradação aumentada dos ácidos nucleicos teciduais, como a que ocorre nos distúrbios mieloproliferativos e linfoproliferativos. Já os agentes citotóxicos podem resultar em produção excessiva de ácido úrico, devido à lise e à degradação da substância celular.[65-66]

A hiperuricemia é definida na presença de níveis plasmáticos de AU acima de 420 mcmol/L (7 mg/dL) para homens e de 360 mcmol/L (6 mg/dL) para mulheres à temperatura fisiológica (37°C) e pH neutro. Existem evidências científicas, no entanto, cada vez mais consistentes, que apontam para a necessidade de adaptar esses valores para níveis mais baixos – em torno de 6 mg/dL – naqueles pacientes portadores de hiperuricemia crônica ou gota já estabelecida, com o intuito de evitar os depósitos de cristais de ácido úrico. Cerca de 70% do AU é excretado pelos rins e o restante é eliminado pelo trato gastrointestinal após sua degradação por bactérias do cólon. O declínio da excreção urinária para um nível abaixo da taxa de produção leva à hiperuricemia e ao aumento do reservatório de urato de sódio. Depósitos de uratos podem ocorrer em indivíduos com hiperuricemia assintomática. Contudo, quando a manifestação clínica está presente, habitualmente se manifesta com um quadro de artrites deformantes e erosivas (manifestações articulares), nefrolitíase e nefropatia crônica (manifestações extra-articulares).[67]

A gota é uma forma de artrite inflamatória, causada por níveis persistentemente elevados de AU sérico (hiperuricemia) com quadros agudos recorrentes, acometendo uma ou mais articulações, como consequência direta da deposição de cristais de urato monossódico (UM) no líquido sinovial, em tecidos e ao redor das articulações (tofos). Resulta em dor intensa nos locais acometidos que duram alguns dias com exacerbação aos movimentos, além dos clássicos sinais inflamatórios de calor, edema e rubor. A dor geralmente ocorre precocemente, atingindo a intensidade máxima em menos de 12 horas. A primeira articulação metatarsofalangiana é afetada em cerca da metade dos casos. Pode estar associada à doença renal intersticial e nefrolitíase por ácido úrico, além de dados epidemiológicos mais recentes sugerirem cada vez mais sua associação com outros distúrbios metabólicos e cardiovasculares.[68-70] Didaticamente, a hiperuricemia pode ser classificada como primária – situações em que os níveis séricos elevados de AU são identificados sem doenças coexistentes ou uso de drogas que possam diminuir sua excreção ou aumentar sua produção –, ou ainda pode ser causada por uma dieta de alimentos ricos em purinas. Hiperuricemia secundária é definida quando a elevação se deve às situações resultantes de uma excessiva produção de uratos ou quando se identifica uma diminuição de seu *clearance* renal por uso de drogas (quimioterapias, anti-inflamatórios, ácido acetilsalicílico e diuréticos), toxinas, dieta ou outra doença associada.[68]

Histórica e especificamente a associação de hiperuricemia com hipertensão arterial sistêmica (HAS) tem sido reconhecida desde o início de 1874, com os primeiros pesquisadores, como Frederick Mahomed, Alexander Haig e Nathan Smith Davis, levantando a hipótese de que a elevação dos níveis séricos de ácido úrico poderia ser uma causa de HAS ou mesmo da doença renal.[71-72]

No entanto, o grande interesse recente no estudo mais aprofundado dessa associação, como verdadeiro fator de risco para a HAS, foi gerado por duas observações importantes. A primeira observação é que o AU sérico elevado é um forte preditor independente de hipertensão em quase todos os estudos publicados até o momento.[73-74] Essa observação é absolutamente consistente com uma metanálise incluindo um total de 18 estudos de coorte, representando dados de 55.607 indivíduos que mostraram que a hiperuricemia estava associada a um risco aumentado de incidência de hipertensão (razão de risco ajustada: 1,41 – IC 95%, 1,23-1,58). Para um aumento de 1 mg/dL no nível sérico de AU, a razão de risco combinada para a incidência de hipertensão após o ajuste para possíveis fatores de confusão foi de 1,13 (IC 95%, 1,06-1,20).[75]

A segunda observação importante e consistente é que a inibição da uricase no rato resulta em um aumento no AU sérico, concomitante com um aumento pressórico que é corrigido pela redução dos níveis séricos de AU com inibidores da xantina-oxidase ou com agentes uricosúricos.[76-78] O desencadeamento da hipertensão nesse modelo demonstrou ter duas fases: uma fase inicial, conduzida pelo AU e mediada pela disfunção endotelial, estresse oxidativo e ativação do sistema renina-angiotensina, e uma fase posterior, resultante de alterações patológicas microvasculares e inflamatórias no rim, sem qualquer dependência direta dos níveis séricos do AU.[79-80] Essas duas fases são semelhantes às observadas nos modelos de hipertensão humana e no desenvolvimento progressivo da sensibilidade ao sal, adquirida com a idade.[81-82]

Posteriormente, na década de 1890, Haig voltou a associar a elevação do AU à HA, tendo escrito um manual dietético com a finalidade de orientar condutas alimentares que possibilitassem diminuir os níveis séricos do urato e dos níveis pressóricos, assim como para controle de outras doenças (*A factor in the causation of disease: a contribution to the pathology of high tension, headache, epilepsy, mental depression, gout, rheumatism, diabetes, Bright's disease*).[83]

Folin (Otto Knut Olof Folin, 1867-1934, químico nascido na Suécia, conhecido por seu trabalho inovador na Universidade de Harvard em micrométodos práticos para a determinação dos constituintes dos filtrados sanguíneos) introduziu, em 1919, um método bioquímico para medir o AU, e, no início dos anos 1920, concluiu seus primeiros estudos tentando novamente correlacionar elevados níveis séricos de AU com a hipertensão arterial.[84]

Sem qualquer dúvida, a mais estudada das afecções cardiovasculares, quando relacionada à elevação sérica do AU, é a HA essencial. Está presente em 25% dos hipertensos não tratados, em 50% dos indivíduos que fazem uso de diuréticos e em > 75% dos indivíduos com hipertensão maligna.[85] Nas últimas décadas, a hiperuricemia emergiu como um dos fatores de risco mais robustos para o desenvolvimento da pré-hipertensão,[86] hipertensão primária[87] e hipertensão resistente.[88]

As contribuições iniciais correlacionando os mecanismos principais que interligam a hiperuricemia à hipertensão foram estudadas e publicadas por Soletsky e Feig.[89-91] Esses estudos demonstraram, como já descrito, que, inicialmente em modelos animais, a elevação aguda dos níveis de urato induzia a um rápido aumento pressórico. A permanência dessa hiperuricemia aguda – tornando-a crônica – não só mantinha alterados os níveis pressóricos como induziria a uma irreversível alteração vascular e glomerular que poderia desencadear uma forma de hipertensão arterial sensível ao sal.[92]

A hiperuricemia é acompanhada por uma taxa de excreção de AU relativamente diminuída em pacientes hipertensos. A resistência seletiva à insulina e o hiperinsulinismo estimulam o sódio tubular – o trocador de hidrogênio – e facilitam a reabsorção ativa do urato, podendo contribuir ainda mais para o estabelecimento da associação da hiperuricemia/hipertensão.[93-94]

Além dos distúrbios renais (urolitíase) e articulares que a hiperuricemia pode causar, o dano vascular devido à hipertensão arterial pode limitar a disponibilidade de oxigênio para a síntese de ATP. A hipóxia tecidual determina o aumento da degradação de nucleotídeos da adenina, que leva a uma superprodução de ácido úrico. Essa formação de AU é acompanhada por uma síntese melhorada de espécies reativas de oxigênio que desempenham um papel significativo no dano tecidual. Dessa forma, o AU, mais conhecido como um antioxidante extracelular, pode aumentar a sensibilidade ao sal, o armazenamento de gordura e a lipogênese.[95]

A associação à hiperuricemia tem sido documentada também com outras situações clínicas, como resistência insulínica, *diabetes mellitus* e doença renal crônica, levando a um enorme interesse no estudo do AU como fator de risco cardiovascular potencialmente modificável.[96-101] Observações recentes no estudo da hiperuricemia experimental sugerem que o ácido úrico pode de fato ter um papel patogênico na hipertensão,[102] como visto aqui anteriormente, induzindo-a em animais experimentais e sendo corrigida com a instituição de terapia hipouricêmica.[103] A hipótese de que a sua presença indica lesão vascular hipertensiva é plausível e, se demonstrada, inequivocamente pode contribuir para delinear estratégias terapêuticas baseadas em evidências, para pacientes hipertensos-hiperuricêmicos.[104]

Existem estudos demonstrando que o aparecimento precoce da hiperuricemia é um preditor confiável do desenvolvimento tardio de hipertensão, associando-se estreitamente aos seus estágios iniciais e intermediários, como hipertensão em adolescentes, pré-hipertensão e aumento da sensibilidade ao sal.[105-106]

Para determinar o papel causal do ácido úrico sérico no desenvolvimento da hipertensão, Mazzali et al. demonstraram, em modelos de ratos, uma elevação dos níveis sanguíneos do AU seguida por um aumento na PA por meio de um mecanismo independente.[107] Embora sem consenso estabelecido, muitos estudos pilotos têm sugerido que a redução da hiperuricemia diminui concomitantemente a pressão arterial em crianças e adultos hipertensos e em pacientes pré-hipertensos.[108-110]

Importante estudo, estabelecido em 1963 pelo *United States Department of Veterans Affairs*, o *Normative aging study* (NAS), avalia, longitudinalmente, os efeitos do envelhecimento sobre vários aspectos da saúde. Estabeleceu-se com uma amostra inicial de 2.280 homens, com idade média de 72 anos (a idade média de entrada no estudo foi de 42 anos). A maioria dos participantes é veterana da Segunda Guerra Mundial e da Guerra da Coreia. Os participantes do estudo foram submetidos a exames médicos em um período variável de 3-5 anos, respondendo concomitantemente a questionários pertinentes que avaliam características, hábitos e comportamentos que potencialmente podem afetar a saúde. Entre os tópicos que os pesquisadores analisaram estão: graus de estresse, tabagismo e saúde cardiovascular. Entre os aspectos da saúde cardiovascular avaliados, procurou-se examinar a relação entre os níveis séricos de AU basal e o desenvolvimento de hipertensão arterial com ajustes apropriados para idade, índice de massa corpórea (IMC), circunferência abdominal, tabagismo, álcool, colesterol total, triglicerídeos e glicemia plasmáticos.[111] Dos 2.280 homens incluídos inicialmente no estudo, 2.062 tinham informações disponíveis para inclusão na análise. Um total de 892 homens desenvolveu hipertensão ao longo de uma média de 21,5 anos de acompanhamento. O nível sérico de AU previu independentemente o desenvolvimento da hipertensão, ajustada para a idade (RR 1,10; IC 95%, 1,06-1,15: p < 0,001) e de modelos multivariáveis (RR 1,05; IC 95%, 1,01-1,10; p: 0,02). Entre 1.277 homens sob risco de desenvolvimento de hipertensão no momento de sua primeira medição da creatinina sérica, 508 (39,8%) desenvolveram hipertensão em uma média de 10,3 ± 5,5 anos de acompanhamento. Além disso, mesmo com ajustes para a taxa de filtração glomerular calculada nesse subconjunto, o AU sérico permaneceu associado a um maior desenvolvimento de hipertensão (RR 1,06; IC 95%, 1,01-1,12; p = 0,03). Em conclusão, em uma grande coorte de homens saudáveis residentes na comunidade, os níveis séricos de AU previram independentemente o desenvolvimento de hipertensão ao longo de uma média de 21,5 anos de acompanhamento. Essa associação foi independente de idade, IMC, circunferência abdominal, nível de colesterol total, nível de triglicerídeos, tabagismo, ingestão de álcool e nível de glicose. Esses resultados demonstram que os níveis do AU representam um marcador durável de risco para hipertensão. Ficou também demonstrado no estudo que os níveis de AU previram o desenvolvimento de hipertensão independentemente da função renal, avaliada com base na taxa de filtração glomerular estimada (eGFR).[112]

Anteriormente, apenas um estudo longitudinal havia avaliado a função renal ao examinar a relação entre ácido úrico e hipertensão. Constatou-se paralelamente que níveis elevados de ácido úrico estiveram associados à diminuição da perfusão renal, diminuição da secreção tubular de ácido úrico e ativação do sistema renina-angiotensina intrarrenal.[113-115] Cerca de 25-40% dos pacientes acometidos de gota apresentam disfunção renal com alguma lesão histológica estabelecida. A lesão renal habitualmente consiste em graus variáveis de arteriosclerose, glomerulosclerose e fibrose intersticial, geralmente com deposição focal de cristais de urato na medula externa. Embora muitos estudiosos tenham atribuído essas lesões renais a hipertensão coexistente ou a uma doença renal associada ao envelhecimento, consensualmente essas condições não seriam responsáveis por toda a lesão renal observada.[116-122]

Recentemente, tem sido descrita forte associação entre níveis séricos elevados de AU e o desenvolvimento de insuficiência renal em indivíduos com função renal normal, constituindo o AU como um preditor independente para progressão da nefropatia.[123-126]

Também já existem evidências de que a hiperuricemia se correlaciona com o desenvolvimento de disfunção renal no diabetes tipo II[127-128] e é considerada por muitos autores como fator de risco para perda de aloenxerto renal.[129] Embora estudos experimentais sugiram que o AU possa atuar como fator de risco para progressão da doença renal em indivíduos com doença renal estabelecida, no estudo MDRD (*The modification of diet in renal disease study*) o ácido úrico não foi considerado fator de risco. Além disso, enquanto alguns estudos relatam melhora na função renal com a diminuição do ácido úrico em indivíduos gotosos, outros não foram capazes de confirmar esses achados.[130-131]

Um estudo conduzido na Coreia selecionou inicialmente um total de 91.882 indivíduos que foram submetidos a exames de saúde em um programa denominado *Korea Association of Health Promotion* (KAHP) no período compreendido entre janeiro de 2005 e dezembro de 2009. Após a aplicação de critérios de exclusão, entre eles pacientes com histórico de uso de anti-hipertensivos e/ou medicamentos que pudessem afetar os níveis séricos do AU, um total de 45.098 indivíduos foi incluído na análise final. Diagnósticos prévios que poderiam afetar os níveis séricos de urato, como diabetes, doença renal crônica e dislipidemia, foram minuciosamente investigados e excluídos, quando pertinente. Para avaliar a relação entre o AU sérico e a PA em diferentes faixas de idade, os indivíduos foram divididos em três grupos: abaixo de 40 anos, entre 40-50 anos e acima de 60 anos. Em cada grupo, a comparação entre as diferenças de gênero também foi observada. Os níveis de açúcar no sangue em jejum, a taxa de filtração glomerular estimada (eGFR) e os perfis lipídicos, incluindo colesterol total, triglicérides, lipoproteína de baixa e alta densidade, foram verificados para a adequada avaliação das comorbidades. História de internações hospitalares e medicações usadas anteriormente também foram registradas por meio de uma coorte preestabelecida. A hiperuricemia foi diagnosticada em homens e mulheres, com níveis séricos acima de 7 mg/dL e 6 mg/dL, respectivamente. Como previsto, a prevalência de comorbidades como hipertensão, diabetes, dislipidemia, assim como a pressão arterial sistólica (PAS) [126,6 ± 15,3 mmHg *vs.* 114,7 ± 12,8 mmHg, 120,2 ± 14,2 mmHg, p < 0,001] e a pressão arterial diastólica (PAD), foram significativamente maiores no grupo com idade acima de 60 anos em relação aos demais grupos. A prevalência da hiperuricemia, no entanto, foi maior no grupo com idade entre 40-59 anos. Quase 2 vezes mais indivíduos foram diagnosticados com hipertensão entre os portadores de hiperuricemia quando comparados àqueles considerados normouricêmicos (12 *vs.* 6%, p < 0,001). Os níveis séricos de ácido úrico foram significativamente maiores em indivíduos com hipertensão entre todos os grupos de idade/gênero, exceto naqueles com idade superior a 60 anos. Entre o grupo de homens com idade inferior aos 40 anos de idade, o AU esteve significativamente associado tanto à PAS (beta = 0,25, p = 0,002) quanto à PAD (beta = 0,41, p < 0,001), mesmo após ajustes para DM2, dislipidemia, IMC e eGFR. No grupo de homens com idade entre 40-59 anos, essa associação esteve presente somente para os níveis de pressão arterial diastólica (beta = 0,43, p < 0,001). Os principais achados do presente estudo permitem identificar a importância da idade na relação entre os níveis séricos de AU e a pressão arterial. Embora o estudo tenha demonstrado também uma relação significativa na população geral, quando a análise é vinculada às diferentes faixas etárias (< 40, 40-59, ≥ 60 anos), ela se mostra significativa apenas na população não idosa com menos de 60 anos em ambos os gêneros. Esse estudo de coorte confirmou que a relação entre o AU sérico, a PA, a hiperuricemia e a HAS se mostrou diferente em cada faixa etária avaliada. Ao contrário daqueles com mais de 60 anos, os não idosos apresentaram associação significativa entre os níveis séricos de AU e a pressão arterial em ambos os sexos. A hiperuricemia aumentou o risco relativo de hipertensão em aproximadamente 30% dos homens com menos de 60 anos e em 2,6 vezes em mulheres com menos de 40 anos, o que está de acordo com inúmeros estudos anteriormente publicados.[132]

Acreditamos que o presente estudo sugere grupos específicos de idade e sexo que poderiam obter o benefício máximo do tratamento da hiperuricemia para prevenção e tratamento de hipertensão. Os achados relatados foram parcialmente confirmados em outro importante estudo sobre o tema, *Health professionals' follow-up study* (HPFS).

O HPFS teve início em 1986 com o objetivo de avaliar vários aspectos relacionados à saúde dos homens, tentando correlacionar desde fatores nutricionais até a incidência de doenças graves, como câncer, doenças cardíacas e outras doenças vasculares. O estudo, contemplando exclusivamente indivíduos do sexo masculino, desenvolveu-se com o intuito de complementar o *Nurses' health study*, que examina hipóteses semelhantes no sexo feminino. Foram inicialmente recrutados 51.529 homens, profissionais da saúde, para a participação no projeto. Esse grupo foi composto por 29.683 dentistas, 4.185 farmacêuticos, 3.745 optometristas, 2.220 médicos osteopatas, 1.600 podólogos e 10.098 veterinários. Entre os participantes do estudo estão 531 afro-americanos e 877 asiático-americanos. A razão pela qual os pesquisadores selecionaram profissionais de saúde foi em razão de se acreditar que os homens dentro desse perfil de carreira escolhida seriam motivados e comprometidos com a participação em um projeto de longo prazo e atenderiam e entenderiam a necessidade de responder com precisão às perguntas da pesquisa. A cada 2 anos os membros do estudo receberam questionários com perguntas sobre doenças e tópicos relacionados à saúde, como tabagismo, atividade física e medicamentos eventualmente em uso.

Os níveis séricos de AU e o risco de incidência de hipertensão foram examinados prospectivamente entre os homens que participaram do estudo. O acompanhamento dos participantes foi acima de 90% até 2004. Ajustes controlados foram feitos para fatores de risco como hipertensão e função renal, além dos níveis de insulina, triglicerídeos e colesterol em jejum. O AU plasmático não esteve associado a um risco aumentado de incidência de hipertensão entre os homens mais idosos. Embora tenha sido observada uma associação significativa no subgrupo de homens com menos de 60 anos de idade, essa associação foi atenuada e deixou de ser significativa após um controle adicional da insulina em jejum, triglicerídeos e colesterol total. Os autores concluíram igualmente que a idade é um fator extremamente importante, uma vez que aproximadamente 2/3 da carga da doença hipertensiva nos homens se encontram naqueles indivíduos mais idosos.[133-134]

Esse possível papel representado pela faixa etária na correlação entre o ácido úrico sérico e a HA também já tinha sido observado em outros estudos de relevância. Josaa et al., em 1994,[135] encontraram um aumento dessa correlação de 23% para um incremento de 1 mg/dL nos níveis séricos de AU (idade média de 36 anos). Taniguchi et al., em 2001,[136] relataram um aumento de 20% para igual elevação de ácido úrico de 1 mg/dL (idade média de 41 anos), e Sundstrom et al.,[137] em 2007, encontraram uma elevação de 13% no risco de HA para cada incremento de 1 mg/dL no AU sérico (idade média de 48,7 anos).

Embora o assunto permaneça controverso, já existe um consenso razoável de que a correlação entre o AU sérico e a HA é mais dominante nos grupos etários mais jovens com diminuição dessa relação no decorrer do processo de envelhecimento, à medida que a duração da hipertensão aumenta.[138-139]

Em 1997, por meio de um grande programa social japonês comandado pela *Okinawa General Health Maintenance Association*, foi desenhado um estudo prospectivo que tinha por objetivo avaliar a relação entre hiperuricemia e o risco de desenvolver hipertensão, considerando o consumo de álcool e os hábitos de tabagismo em uma grande coorte de homens e mulheres. Um total de 4.489 indivíduos (2.927 homens e 1.562 mulheres), que não tinham hipertensão no momento da admissão, foi selecionado. A idade média dos indivíduos envolvidos no estudo foi de 46,9 anos (homens – 47,6 anos; mulheres – 50,5 anos). Um total de 1.095 indivíduos (24,4%), constituído de 955 homens e 140 mulheres, foi diagnosticado com hiperuricemia. A idade média dos homens portadores de hiperuricemia foi de 46,5 anos, e a das mulheres foi de 53,7 anos. Dos 4.489 indivíduos, 289 (201 homens, 88 mulheres) desenvolveram hipertensão durante os 3 anos de acompanhamento do estudo. Nos homens, os níveis séricos de ácido úrico (± DP) foram significativamente maiores 6,4 (± 1,3) mg/dL que os das mulheres 4,6 (± 1,1) mg/dL – p < 0,0001. Cento e dezenove homens sem hiperuricemia (6% de um total de 1.972) desenvolveram hipertensão, contra 82 (8,6% de um total de 955) do grupo portador de hiperuricemia. No grupo feminino, 72 mulheres sem hiperuricemia (5,1% de um total de 1.422) desenvolveram hipertensão, contra 16 (11,4% de um total de 140). A hipertensão foi encontrada em um percentual significativamente maior nos indivíduos hiperuricêmicos, tanto no sexo masculino (p < 0,0018) quanto no feminino (p < 0,0105). A razão de chance ajustada (IC 95%) nos homens foi de 1,48 (1,08-2,02), e nas mulheres foi de 1,90 (1,03-3,51) com p < 0,05, mesmo após ajustes para história de hipertensão familiar, consumo de álcool, tabagismo, obesidade, hipercolesterolemia, hipertrigliceridemia, HDL-colesterol e DM2. De maneira consistente com esses resultados, os autores concluíram que a hiperuricemia é um novo preditor para o desenvolvimento da hipertensão arterial em homens e mulheres.[140]

Após uma revisão de 16 estudos, Feig et al. corroboraram esses achados, também avaliando indivíduos normotensos, encontrando um risco relativo de hipertensão 1,1-2 vezes maior, a depender do nível de elevação do ácido úrico, independentemente de outros fatores de risco.[141]

O estudo *Framingham* investigou a relação do AU sérico com a pressão arterial (PA) e com a incidência de hipertensão em 3.329 indivíduos com média de idade de 48,7 anos (sendo 55,6% mulheres), livres de hipertensão, infarto do miocárdio, insuficiência cardíaca, insuficiência renal ou gota. No seguimento de 4 anos a partir da linha de base, 458 indivíduos (13,8%) desenvolveram hipertensão, e 1.201 (36,1%) tiveram progressão para maiores níveis de pressão arterial. As taxas de incidência de hipertensão ajustadas para idade e sexo aumentaram progressivamente de 9,8% do quartil mais baixo para 15,6% para o quartil superior do AU sérico; as taxas de progressão da PA aumentaram em 32,8% (quartil inferior) para 39,6% (quartil superior). Na análise de uma subamostra de 3.157 indivíduos sem tratamento anti-hipertensivo no exame de seguimento, o AU sérico esteve também associado positivamente a mudanças na pressão sistólica (p = 0,02) e diastólica após 4 anos (p = 0,04). Em resumo, o nível basal do AU sérico foi um preditor independente da incidência de hipertensão e progressão longitudinal da PA durante acompanhamento de curto prazo nessa grande amostra comunitária de indivíduos não hipertensos. Essas observações obtidas, analisam os autores do estudo, são de importância biológica, já que sustentam a noção de que o AU desempenha um papel na patogênese da hipertensão. Além disso, o tamanho do efeito do AU, embora modesto, foi comparável ao de 5 anos de envelhecimento, e foi observado após 4 anos de acompanhamento em uma amostra normotensa relativamente saudável e livre de gota (excluindo uma proporção considerável de pessoas com níveis mais altos de AU). Estudos adicionais são necessários para confirmar essas observações e elucidar se a relação observada entre o AU e a incidência de hipertensão, no seguimento em curto prazo, é ou não causal.[137]

Importante salientar que, embora a elevação dos níveis séricos de ácido úrico (AU) tenha se associado a um aumento do risco de eventos cardiovasculares (CV) em vários estudos,[142-143] não o foram em todos.[144-145] Independentemente das diferentes origens étnicas, uma relação contínua entre os níveis de AU sérico e a pressão arterial sanguínea (PA) foi observada em afro-americanos e brancos, bem como em asiáticos, incluindo coreanos.[146-150]

Em outro contexto de análise, Iwashima et al., em 2006, procuraram demonstrar que a presença isolada da hiperuricemia e/ou da hipertrofia ventricular esquerda (HVE) foi preditor independente de eventos cardiovasculares (CV) como infarto agudo do miocárdio (IAM), angina do peito, acidente vascular encefálico (AVE) ou ataque isquêmico transitório (AIT). Quando as duas entidades estavam concomitantemente presentes (hiperuricemia e HVE), ocorria um adicional e substancial aumento na incidência desses eventos.[151] Estudos realizados recentemente tentam explicar o aumento da massa do ventrículo esquerdo (VE) na presença da hiperuricemia, incluindo uma resposta inflamatória sistêmica, a atividade do sistema renina-angiotensina (SRA), a presença da disfunção endotelial ou a expressão de endotelina-1 em fibroblastos cardíacos, que favorecem fortemente o aparecimento da fibrose intersticial cardíaca.[152-153] Além disso, alguns efeitos indiretos da hiperuricemia, como o aumento da pressão arterial (PA), a diminuição paralela da taxa de filtração glomerular (TFG), o comprometimento da adesão e agregação plaquetária e o aumento da rigidez aórtica, poderiam contribuir ainda mais fortemente para o desenvolvimento da HVE.[154]

Vlachopoulos et al. observaram uma estreita relação entre a velocidade da onda de pulso carotídeo-femoral e os níveis de AU em uma grande coorte de pacientes hipertensos nunca tratados, que ocorreu principalmente no sexo feminino. Propuseram que um aumento na rigidez da grande artéria e nas reflexões das ondas arteriais é importante determinante da massa e função do VE, bem como do fluxo sanguíneo coronariano.[155]

Compreender a importância dessa possível relação entre cada entidade clínica e o AU sérico é, sem dúvida, da maior relevância, em função direta do potencial benefício que poderia ser alcançado na aplicação de novas estratégias terapêuticas. Como visto anteriormente, Feig et al.[106] demonstraram que a hipertensão precoce desenvolvida em crianças e adolescentes com hiperuricemia poderia ser revertida com a redução do urato. Considerando tais implicações na prática clínica diária, esses resultados sugerem que o mesmo poderia ser aplicado, além do adolescente, para os adultos não idosos com menos de 60 anos com hipertensão precoce e hiperuricemia.

Na verdade, mais estudos são necessários para ajudar a dissecar os mecanismos potenciais pelos quais o AU poderia desempenhar um papel contributivo na patogênese da elevação da pressão arterial. Ainda é possível que o ácido úrico seja tão somente um marcador de oxidantes associados à xantina-oxidase e que esta última possa estar contribuindo para uma resposta hipertensiva. No entanto, cada vez mais, o peso das evidências sugere que o AU é um verdadeiro fator modificador e possivelmente causal para a hipertensão primária humana. Assim, acreditam muitos autores, o manejo precoce da hiperuricemia pode ser de enorme benefício, atrasando o desenvolvimento da hipertensão essencial, com suas desastrosas consequências.[156]

REFERÊNCIAS BIBLIOGRÁFICAS

54. Wu AH, Gladden JD, Ahmed M, Ahmed A, Filippatos G. Relation of serum uric acid to cardiovascular disease. Int J Cardiol. 2016 Jun 15;213:4-7.
55. Jonhson RJ, Tuttle KR. Much ado about nothing, or much to do about something? The continuing controversy over the role of uric acid in cardiovascular disease. Hypertension. 2000;35:E10.
56. Nuno D, Reis R, Parente F, Alexandrino B, Moura JJ. Uric acid and cardiovascular disease. Sociedade Portuguesa de Medicina Interna. Medicina Interna. 2004;11(3):155-60.
57. Culleton BF. Uric acid and cardiovascular disease: a renal-cardiac relationship? Curr Op in Nephrol and Hypertension. 2001;10:371-5.
58. Fessel WJ. High uric acid as an indicator of cardiovascular disease, independence from obesity. Am J Med. 1980 Mar;68 (3):401-4.
59. Lee J, Sparrow D, Vokonas PS, Landsberg L, Weiss ST. Uric acid and coronary heart disease risk: evidence for a role of uric acid in the obesity-insulin resistance syndrome. The Normative Aging Study. Am J Epidemiol. 1995 Aug 1;142(3):288-94.
60. Wu XW, Muzny DM, Lee CC, et al. Two independent mutational events in the loss of urate oxidase during hominoid evolution. J Mol Evol. 1992;34:78-84.
61. Oda M, Satta Y, Takenaka O, Takahata N. Loss of urate oxidase activity in hominoids and its evolutionary implications. Mol Biol Evol. 2002;19:640-53.
62. Chang BSW. Ancient insights into uric acid metabolism in primates. Proc Natl Acad Sci. USA. 2014 Mar 11;111(10):3657-8. Published online 2014 Feb 20. doi:10.1073/pnas.1401037111.
63. Johnson RJ, Tuttle KR. Much and about nothing, or much to do about something? The continuing controversy over the role of uric acid in cardiovascular disease. Hypertension. 2000;35:E10.
64. Taylor AE, Rose WC. The influence of protein intake upon the formation of uric acid. J Biol Chem. 1914;18(3):519-20.
65. George C, Minter DA. Hyperuricemia. StatPearls [Internet]. 2019 June 4.
66. Ribeiro R. Hyperuricemia in patients with cancer. American Journal of Cancer. 2002 Aug;1(6). doi:10.2165/00024669-200201060-00004.
67. Maiuolo J, Oppedisano F, Gratteri S, Muscoli C, Mollace V. Regulation of uric acid metabolism and excretion. International Journal of Cardiology. 2016 Jun 15;213:8-14.
68. Grassi D, Ferri L, Desideri G, Di Giosia P, Cheli P, Del Pinto R, et al. Chronic hyperuricemia, uric acid deposit and cardiovascular risk. Curr Pharm Des. 2013;19(13):2432-8.
69. *Chizyński K, Rózycka M. Hyperuricemia. Pol Merkur Lekarski (in Polish). 2005;19(113):693-6. PMID 16498814.*
70. Coutinho et al., 2007; Gagliardi ACM, Miname MH, Santos RD. Uric acid: a marker of increased cardiovascular risk. Atherosclerosis. 2009;202(1):11-7.
71. Mohamed FA. On chronic brights disease and this essential symptoms. The Lancet. 1879 March 22.
72. Feig DI, Kang D-H, Johnson RJ. Uric acid and cardiovascular risk. N Engl J Med. 2008 Oct 23; 359(17):1811-21. doi:10.1056/NEJMra0800885.
73. Selby JV, Friedman GD, Quesenberry CP Jr. Precursors of essential hypertension: pulmonary function, heart rate, uric acid, serum cholesterol, and other serum chemistries. Am J Epidemiol. 1990;131:1017-27.

74. Yang T, Chu CH, Bai CH, et al. Uric acid concentration as a risk marker for blood pressure progression and incident hypertension: a Chinese cohort study. Metabolism. 2012;61:1747-55.

75. Grayson PC, Kim SY, Lavalley M, et al. Hyperuricemia and incident hypertension: a systematic review and meta-analysis. Arthritis Care Res (Hoboken). 2010;63:102-10.

76. Mazzali M, Hughes J, Kim YG, et al. Elevated uric acid increases blood pressure in the rat by a novel crystal-independent mechanism. Hypertension. 2001;38:1101-6.

77. Mazzali M, Kanellis J, Han L, et al. Hyperuricemia induces a primary renal arteriolopathy in rats by a blood pressure-independent mechanism. Am J Physiol. 2002;282:F991-7.

78. Sanchez-Lozada LG, Tapia E, Santamaria J, et al. Mild hyperuricemia induces vasoconstriction and maintains glomerular hypertension in normal and remnant kidney rats. Kidney Int. 2005;67:237-47.

79. Sanchez-Lozada LG, Soto V, Tapia E, et al. Role of oxidative stress in the renal abnormalities induced by experimental hyperuricemia. Am J Physiol. 2008;295:F1134-41.

80. Sanchez-Lozada LG, Tapia E, Lopez-Molina R, et al. Effects of acute and chronic L-arginine treatment in experimental hyperuricemia. Am J Physiol. 2007;292:F1238-44.

81. Johnson RJ, Herrera-Acosta J, Schreiner GF, et al. Subtle acquired renal injury as a mechanism of salt-sensitive hypertension. N Engl J Med. 2002;346:913-23.

82. Rodriguez-Iturbe B, Vaziri ND, Herrera-Acosta J, et al. Oxidative stress, renal infiltration of immune cells, and salt-sensitive hypertension: all for one and one for all. Am J Physiol. 2004;286:F606-16.

83. Haig MA. On uric acid and arterial tension, 1889; 1 (Published 1889 February 9) Cite this as: Br Med J. 1889;1: 28. doi:https://doi.org/10.1136/bmj.1.1467.288.

84. Folin O, Macallum AB Jr, J Biol Chem. 1912-13, xiii, 363.

85. Anand NN, Padma V, Prasad A, Alam KC, Javid SM. Serum uric acid in new and recent onset primary hypertension. J Pharm Bioallied Sci. 2015 Apr;7(Suppl.1):S4-S8. doi:10.4103/0975-7406.155763.

86. Liu L, Gu Y, Li C, et al. Serum uric acid is an independent predictor for developing prehypertension: a population-based prospective cohort study. J Hum Hipertens. 2017;31:116-20.

87. Feig DI, Johnson RJ. Hyperuricemia in childhood primary hypertension. Hypertension. 2003;42:247-52.

88. Grayson PC, Kim SY, LaValley M, Choi HK. Hyperuricemia and incident hypertension: a systematic review and meta-analysis. Arthritis Care Res (Hoboken). 2011;63:102-10.

89. Soletsky B, Feig DI. Uric acid causes pre-hypertension in obese adolescents. Hypertension. 2012;60:1148-56.

90. Feig DI, Madero M, Jalal DI, Sanchez-Lozada LG, Johnson RJ. Uric acid and the origins of hypertension. J Pediatr. 2013;162:896-902.

91. Feig DI, Kang DH, Johnson RJ. Uric acid and cardiovascular risk. N Engl J Med. 2008;359:1811-21.

92. Watanabe S, Kang D-H, Feng L, Nakagawa T, Kanellis J, Lan H, et al. Uric acid, hominoid evolution, and the pathogenesis of salt-sensitivity. Hypertension. 2002 Sep;40(3):355-60. doi:10.1161/01.hyp.0000028589.66335.aa.

93. Quinones Galvan A, Natali A, Baldi S, Frascerra S, Sanna G, Ciociaro D, et al. Effect of insulin on uric acid excretion in humans. Am J Physiol. 1995;268:E1-E5.

94. Facchini F, Chen YD, Hollenbeck CB, Reaven GM. Relationship between resistance to insulin-mediated glucose uptake, urinary uric acid clearance, and plasma uric acid concentration. JAMA. 1991;266:3008-11.

95. De Becker B, Borghi C, Burnier M, van de Borne P. Uric acid and Hypertension a focused review and practical recommendations. Journal of Hypertension: May 2019;37(Issue 5):878-83.

96. Borghi C, Rosei EA, Bardin T, Dawson J, Dominiczak A, Kielstein JT, et al. Serum uric acid and the risk of cardiovascular and renal disease. J Hypertens. 2015;33:1729-41.

97. Li L, Yang C, Zhao Y, Zeng X, Liu F, Fu P. Is hyperuricemia an independent risk factor for new--onset chronic kidney disease? A systematic review and meta-analysis based on observational cohort studies. BMC Nephrol. 2014;15:122. doi:http://dx.doi.org/10.1186/1471-2369-15-122.

98. Lv Q, Meng XF, He FF, Chen S, Su H, Xiong J, et al. High serum uric acid and increased risk of type 2 diabetes: a systemic review and meta-analysis of prospective cohort studies. PLoS One. 2013;8:e56864.

99. Ficociello LH, Rosolowsky ET, Niewczas MA, Maselli NJ, Weinberg JM, Aschengrau A, et al. High-normal serum uric acid increases risk of early progressive renal function loss in type 1 diabetes: results of a 6-year follow-up. Diabetes Care. 2010;33:1337-43.

100. Jalal DI, Rivard CJ, Johnson RJ, Maahs DM, McFann K, Rewers M, et al. Serum uric acid levels predict the development of albuminuria over 6 years in patients with type 1 diabetes: findings from the Coronary Artery Calcification in Type 1 Diabetes study. Nephrol Dial Transplant. 2010;25:1865-9.

101. Hovind P, Rossing P, Tarnow L, Johnson RJ, Parving HH. Serum uric acid as a predictor for development of diabetic nephropathy in type 1 diabetes: an inception cohort study. Diabetes. 2009;58:1668-71.

102. Johnson RJ, Feig DI, Herrera-Acosta J, Kang DH. Resurrection of uric acid as a causal risk factor in essential hypertension. Hypertension. 2005;45:18-20.

103. Grassi G. Effects of serum uric acid on blood-pressure lowering treatment. Current Medical Research and Opinion; 2017;33(Issue sup3):15-9. Published online: 27 Sep 2017.

104. Puig JG, Ruilope LM. Uric acid as a cardiovascular risk factor in arterial hypertension. Journal of Hypertension. 1999 Jul;17(Issue 7):869-72.5.

105. Feig DI, Johnson RJ. Hyperuricemia in childhood primary hypertension. Hypertension. 2003;42:247-52.

106. Feig DI, Soletsky B, Johnson RJ. Effect of allopurinol on blood pressure of adolescents with newly diagnosed essential hypertension: a randomized trial. JAMA. 2008;300:924-32.

107. Mazzali M, Hughes J, Kim YG, Jefferson JA, Kang DH, Gordon KL, et al. Elevated uric acid increases blood pressure in the rat by a novel crystal-independent mechanism. Hypertension. 2001;38:1101-6.

108. Soletsky B, Feig DI. Uric acid reduction rectifies prehypertension in obese adolescents. Hypertension. 2012;60:1148-56.

109. Higgins P, Walters MR, Murray HM, McArthur K, McConnachie A, Lees KR, Dawson J. Allopurinol reduces brachial and central blood pressure, and carotid intima-media thickness progression after ischaemic stroke and transient ischaemic attack: a randomised controlled trial. Heart. 2014;100:1085-92.

110. Beattie CJ, Fulton RL, Higgins P, Padmanabhan S, McCallum L, Walters MR, et al. Allopurinol initiation and change in blood pressure in older adults with hypertension. Hypertension. 2014;64:1102-7.

111. Normative Aging Study (NAS). *Integrative Analysis of Longitudinal Studies of Aging (IALSA). Archived from* the original on *2015-04-02.* Retrieved 30 March 2015.

112. Perlstein TS, Gumieniak O, Williams GH, Sparrow D, Vokonas PS, Gaziano M, et al. Uric acid and the development of hypertension: the Normative Aging Study. Hypertension. 2006 Dec;48(6):1031-6. Epub 2006 Oct 23.

113. Messerli FH, Frohlich ED, Dreslinski GR, Suarez DH, Aristimuno GG. Serum uric acid in essential hypertension: an indicator of renal vascular involvement. Ann Intern Med. 1980;93:817-21.

114. Perlstein TS, Gumieniak O, Hopkins PN, Murphey LJ, Brown NJ, Williams GH, Hollenberg NK, Fisher NDL. Uric acid and the state of the intrarenal renin-angiotensin system in humans. Kidney International. 2004 Oct;66(Issue 4):1465-70.

115. Stack AG, Johnson ME, Blak B, Klein A, Carpenter L, Morlock R, et al. Gout and the risk of advanced chronic kidney disease in the UK health system: a national cohort study. BMJ Open. 2019;9(8):e031550. doi:10.1136/bmjopen-2019-031550.

116. Messerli FH, Frohlich ED, Dreslinski GR, Suarez DH, Aristimuno GG. Serum uric acid in essential hypertension: an indicator of renal vascular involvement. Ann Intern Med. 1980;93:817-21.

117. Perez-Ruiz F, Calabozo M, Herrero-Beites AM, Garcia-Erauskin G, Pijoan JI. Improvement of renal function in patients with chronic gout after proper control of hyperuricemia and gouty bouts. Nephron. 2000;86:287-91.

118. Perlstein TS, Gumieniak O, Hopkins PN, Murphey LJ, Brown NJ, Williams GH, et al. Uric acid and the state of the intrarenal renin-angiotensin system in humans. Kidney International. 2004 Oct;66(Issue 4):1465-70.

119. Johnson RJ, Kang DH, Feig D, et al. Is there a pathogenetic role for uric acid in hypertension and cardiovascular and renal disease? Hypertension. 2003;41:1183-90.

120. Beck L. Requiem for gouty nephropathy. Kidney Int. 1986;30:280-7.

121. Talbott JH, Terplan KL. The kidney in gout. Medicine. 1960;39:405-67.

122. *Khosla UM, Zharikov S, Finch JL, Nakagawa T, Roncal C, Mu W, et al. Hyperuricemia induces endothelial dysfunction. Kidney Int. 2005;67:1739-42.*

123. Johnson RJ, Kivlighn SD, Kim Y-G, Suga S, Fogo A. Reappraisal of the pathogenesis and consequences of hyperuricemia in hypertension, cardiovascular disease, and renal disease. Am J Kidney Dis. 1999;33:225-34.

124. Kang D, Nakagawa T, Feng L, Truong L, Harris RC, Johnson RJ. A role for uric acid in renal progression. J Am Soc Nephrol. 2002;13:2888-97.

125. Ohno I, Hosoya T, Gomi H, Ichida K, Okabe H, Hikita M. Serum uric acid and renal prognosis in IgA nephropathy. Nephron. 2001;87:333-9.

126. Hunsicker LG, Adler S, Caggiula A, England BK, Greene T, Kusek JW, et al. Predictors of the progression of renal disease in the Modification of Diet in Renal Disease Study. Kidney Int. 1997;51:1908-19.

127. Bo S, Cavallo-Perin P, Gentile L, Repetti E, Pagano G. Hypouricemia and hyperuricemia in type 2 diabetes: two different phenotypes. Eur J Clin Invest. 2001;31:318-21.

128. Nakanishi N, Okamoto M, Yoshida H, Matsuo Y, Suzuki K, Tatara K. Serum uric acid and risk for development of hypertension and impaired fasting glucose or type II diabetes in Japanese male office workers. Eur J Epidemiol. 2003;18:523-30.

129. Al-Uzri AY, Prather JC, Norman DJ, Gloconda S, de Mattos AM. Hiperuricemia como fator de risco para perda de aloenxerto renal. American Transplant Congress, 2002, Abstract.

130. Levey AS, Bosch JP, Lewis JB, Greene T, Rogers N, Roth D. A more accurate method to estimate glomerular filtration rate from serum creatinine: a new prediction equation. Modification of Diet in Renal Disease Study Group. Ann Intern Med. 1999;130:461-70.

131. Lin KC, Lin HY, Chou P. Community based epidemiological study on hyperuricemia and gout in Kin-Hu, Kinmen. J Rheo. 2000;27:1045-50.

132. Chin HJ, Na KY, Kim Y, Chae DW, Kim S. The impact of uric acid and metabolic syndrome on the incidence of hypertension in a Korean population. Korean J Med. 2007;73:58-66.

133. Forman JP, Choi H, Curhan GC. Plasma uric acid level and risk for incident hypertension among men – health professionals' follow-up study. HPFS John P. Journal of American Society of Nephrology. 2007 Jan;18(1)287-92.

134. *Coakley EH, Rimm EB, Colditz G, Kawachi I, Willett W. Predictors of weight change in men: results from the Health Professionals Follow-up Study. Int J Obes Relat Metab Disord. 1998 Feb;22(2):89-96.*

135. *Josaa F, Farinaro E, Panico S, Krogh V, Celentano E, Galasso R, et al. Serum uric acid and hypertension: the Olivetti heart study. J Hum Hypertens. 1994;8:677-81.*

136. *Taniguchi Y, Hayashi T, Tsumura K, Endo G, Fujii S, Okada K. Serum uric acid and the risk for hypertension and type 2 diabetes in Japanese men: The Osaka Health Survey. J Hypertens. 2001;19:1209-15.*

137. *Sundström J, Sullivan L, D'Agostino RB, Levy D, Kannel WB, Vasan RS*. Relations of serum uric acid to longitudinal blood pressure tracking and hypertension incidence. 29 Nov 2004. Hypertension. 2005;45:28-33.

138. Kuwabara M. Hyperuricemia, cardiovascular disease, and hypertension. Pulse (Basel). 2016 Apr;3(3-4):242-52. Published online 2016 Mar 12. doi:10.1159/000443769.

139. Grayson PC, Kim SY, LaValley M, Choi HK. Hyperuricemia and incident hypertension: a systematic review and meta-analysis. Arthritis Care Res (Hoboken). 2011;63:102-10.

140. Nagahama K, Inour T, Iseki K, Touma T, Kinjo K, Ohya Y, Takishita S. Hyperuricemia as a predictor of hypertension in a screened cohort in Okinawa Japan. Hypertension Research: Official Journal of the Japanese Society of Hypertension Toyonaka. 2004 Nov;27(11):835-41.

141. Feig DI, Kang D, Johnson RJ. Uric acid and cardiovascular risk. The New England Journal of Medicine Boston. 2008 Oct;359(17):1811-21.

142. Niskanen LK, Laaksonen DE, Nyyssönen K, et al. Uric acid level as a risk factor for cardiovascular and all-cause mortality in middle-aged men: a prospective cohort study. Arch Intern Med. 2004;164:1546-51.

143. Culleton BF, Larson MG, Kannel WB, Levy D. Serum uric acid and risk for cardiovascular disease and death: the Framingham Heart Study. Ann Intern Med. 1999;131:7-13.

144. Wannamethee SG, Shaper AG, Whincup PH. Serum urate and the risk of major coronary heart disease events. Heart. 1997;78:147-53.

145. Alderman MH, Cohen H, Madhavan S, Kivlighn S. Serum uric acid and cardiovascular events in successfully treated hypertensive patients. Hypertension. 1999;34:144-50.

146. Kansui Y, Ohtsubo T, Goto K, Sakata S, Ichishima K, Fukuhara M, et al. Association of serum uric acid with blood pressure in Japanese men. Cross-sectional study in work-site group. Circ J. 2011;75:2827-32.

147. Longo-Mbenza B, Luila EL, Mbete P, Vita EK. Is hyperuricemia a risk factor of stroke and coronary heart disease among Africans? Int J Cardiol. 1999;71:17-22.

148. Kuwabara M, Niwa K, Nishi Y, Mizuno A, Asano T, Masuda K, et al. Relationship between serum uric acid levels and hypertension among Japanese individuals not treated for hyperuricemia and hypertension. Hypertens Res. 2014;37:785-9.

149. Kim YH, Suh YD, Son SP, Shim YW, Shin YW, Shin YK, et al. Observation of the serum uric acid in essential hypertension. Korean J Med. 1985;28:56-63.

150. Chin HJ, Na KY, Kim Y, Chae DW, Kim S. The impact of uric acid and metabolic syndrome on the incidence of hypertension in a Korean population. Korean J Med. 2007;73:58-66.

151. Iwashima Y, Horio T, Kamide K, et al. Uric acid, left ventricular mass index, and risk of cardiovascular disease in essential hypertension. Hypertension. 2006;47:195-202.

152. Corry DB, Eslami P, Yamamoto K, et al. Uric acid stimulates vascular smooth muscle cell proliferation and oxidative stress via the vascular renin–angiotensin system. J Hypertens. 2008;26:269-75.

153. Yu MA, Sanchez-Lozada LG, Johnson RJ, et al. Oxidative stress with an activation of the renin-angiotensin system in human vascular endothelial cells as a novel mechanism of uric acid induced endothelial dysfunction. J Hypertens. 2010;28:1234-42.

154. Cheng TH, Lin JW, Chao HH, et al. Uric acid activates extracellular signal-regulated kinases and thereafter endothelin-1 expression in rat cardiac fibroblasts. Int J Cardiol. 2010;139:42-9. doi:10.1016/j.ijcard.2008.09.004.

155. Vlachopoulos C, Xaplanteris P, Vyssoulis G. Association of serum uric acid level with aortic stiffness and arterial wave reflections in newly diagnosed, never-treated hypertension. Am J Hypertens. 2011;24:33-9. doi:10.1038/ajh.2010.111.

156. Alderman MH, Cohen H, Madhavan S, Kivlighn S. Serum uric acid and cardiovascular events in successfully treated hypertensive patients. Hypertension. 1999;34:144-150.

3

Doença arterial coronariana e suas relações com o ácido úrico e a gota

Estudos mais recentes têm demonstrado que o efeito pró-inflamatório exercido pelo ácido úrico, particularmente mais evidente nas crises agudas de artrite gotosa, não se limita às articulações, podendo afetar as paredes dos vasos sanguíneos e conduzir potencialmente a uma lesão endotelial.[157-167]

Várias são as propriedades pelas quais se justifica o seu papel como potente agente pró-inflamatório: estimulação da liberação da proteína quimioatrativa dos monócitos (MCP-1) e das interleucinas 1-beta (IL-1-beta) e 6 (IL-6), estimulação da síntese do fator de necrose tumoral alfa (TNF-alfa), liberação do fator de crescimento derivado das plaquetas (PDGF), proliferação das células do músculo liso vascular, bem como a ativação de algumas enzimas inflamatórias, nomeadamente a ciclo-oxigenase 2 (COX-2).[168-176]

A proteína C-reativa (PCR), sabidamente envolvida no processo aterosclerótico, é um marcador da resposta inflamatória sistêmica, importante como fator preditivo na doença cardiovascular. Sua produção parece também ser estimulada pelo ácido úrico, por meio de ação sobre as células endoteliais e da musculatura lisa. Sua propriedade oxidativa resulta em aumento da oxidação de lipídeos e diminuição da síntese de óxido nítrico (NO) – sabidamente um composto com potente efeito vasodilatador e com propriedades anti-inflamatórias –, com consequente disfunção endotelial.[177-183]

Paradoxalmente, o ácido úrico possui também importante capacidade antioxidante, protegendo as células cardíacas, vasculares e neurais do estresse oxidativo, já que é capaz de estabilizar a vitamina C (composto com propriedades antioxidantes) no plasma, bloquear a formação de peroxinitrito (formado pela reação do óxido nítrico com o ânion superóxido) e de neutralizar os radicais superóxido, peroxila e hidroxila.[184-185]

Assim posto, de acordo com as últimas evidências científicas, o ácido úrico comporta-se, por um lado, como um antioxidante que beneficia a função endotelial (com atuação no nível intravascular, resultado de uma elevação aguda) e, por outro lado, como pró-oxidante (com atuação no nível intracelular, resultado de uma elevação crônica).[186-189]

Estudos conduzidos com números bastante significativos de pacientes avaliados procuraram correlacionar a presença de níveis séricos elevados de ácido úrico e a doença arterial coronariana (DAC). Nesse contexto, uma série de variáveis foi considerada e estudada em conjunto, em uma tentativa de tornar os resultados obtidos mais robustos do ponto de vista científico. Procuramos, dessa forma, dentro do possível, trazer alguns desses trabalhos a fim de possibilitar uma visão crítica mais ampla e consistente.

Questiona-se muito qual seria o limiar dos níveis séricos de ácido úrico que se associaria a um risco aumentado de DAC – se houver – e se o gênero exerce alguma relevância que mereça ser diferenciado. Assim, esse estudo considerou pertinente atualizar as informações sobre a relação entre hiperuricemia e DAC, realizando uma nova metanálise com uma revisão sistemática de artigos recuperados, aplicando critérios de seleção mais rigorosos. Como exemplo, os autores consideraram que alguns estudos conduzidos por Kim et al. em sua metanálise[190] não foram incluídos nessa revisão, pois não preenchiam os critérios mais rígidos estabelecidos.[191,192] Consequentemente, os autores consideraram que seus resultados podem ser mais precisos (na definição ou não) se a elevação dos níveis séricos do AU seria efetivamente uma causa de eventos relacionados à DAC em pessoas ostensivamente saudáveis. O teste de regressão linear de Egger nessa análise não conseguiu mostrar viés de publicação, enquanto na metanálise de Kim et al. houve evidência de viés de publicação para ambos os resultados obtidos, fortalecendo dessa forma a postulação dos autores.[193] Consistente com esses argumentos, a análise de subgrupos realizada nesse estudo, com relação à associação entre hiperuricemia e aumento do risco de incidência de DAC, obteve resultados diferentes se comparados aos de Kim et al., que não encontrou associação em ambos os sexos (RR 1,04, IC 0,90-1,17), para homens (RR 1,07, IC 0,82-1,32) e para mulheres, respectivamente. Nessa revisão se estimou um risco marginal para homens portadores de hiperuricemia e um risco substancialmente aumentado para incidência de DAC em mulheres (RR 1,45, IC 1,32-1,58). A informação mais importante derivada desse estudo é, portanto, a confirmação de que efetivamente há um risco de DAC mais pronunciado em mulheres adultas hiperuricêmicas do que em homens.[194]

Do ponto de vista epidemiológico, já se tem conhecimento de que o comportamento e a mortalidade por DAC é bastante diferente nos dois sexos. Por exemplo, as mulheres, já com ajustes para a idade, apresentam taxas mais altas de infarto do miocárdio recorrente e de mortalidade, após o primeiro infarto do miocárdio. Cerca de 38% das mulheres que sofrem de um IM morrem dentro de 1 ano, em comparação com 25% dos homens. Além disso, 35% das mulheres têm um IM recorrente dentro de 6 anos após o primeiro evento; a morte súbita de origem cardíaca ocorrerá em 6% e 46% serão acometidas de insuficiência cardíaca.[195]

Na avaliação da quantificação do limiar de urato sérico para definir o risco de DAC em mulheres, estudos primários selecionados mostram que o risco, sobretudo de mortalidade, aumenta acentuadamente para concentrações de ácido úrico > 7 mg/dL (420 mcmol/L), mesmo se concentrações < 6 mg/dL (360 mcmol/L) forem consideradas desejáveis.

Os estudos recrutaram participantes de populações saudáveis, reduzindo assim quaisquer efeitos de doenças preexistentes que pudessem exercer algum tipo de alteração nas concentrações de urato. Apenas estudos de coorte prospectivos com duração de pelo menos 1 ano foram elegíveis, limitando assim a possibilidade de viés de seleção. Finalmente, o uso do desfecho da doença arterial coronariana e a exclusão de estudos com desfechos cardiovasculares com diferentes etiologias (como acidente vascular encefálico) maximizaram sobremaneira a comparabilidade.[196]

Fica, portanto, cada vez mais claro que, em um contexto amplo de pesquisas e correlações, principalmente em se tratando das doenças cardiovasculares em geral, muitos temas ainda se encontram bastante controversos, sendo que o mais relevante, sem dúvida, é se o AU pode ser considerado um preditor independente de mortalidade em pacientes com doença cardiovascular ou se representa apenas um marcador indireto de resultado adverso, refletindo sua estreita e frequente associação com outros fatores de risco cardiovascular.

Neste outro estudo com o intuito associativo, simples, procurou-se avaliar a influência dos níveis de AU na mortalidade em pacientes com DAC. Em 1.017 pacientes com DAC angiograficamente comprovada, fatores de risco clássicos e níveis séricos de AU foram determinados no momento da admissão. A mortalidade por todas as causas foi definida como um objetivo final do estudo, após um acompanhamento médio de 2,2 anos (máximo de 3,1). Nos portadores de DAC, aqueles pacientes situados no quartil mais elevado dos níveis de AU [> 433 mcmol/L (7,1 mg/dL)], comparados àqueles no quartil mais baixo, [< 303 mcmol/L (5,1 mg/dL)], tiveram um aumento na taxa de mortalidade de 3,4 para 17,1% (aumento de 5 vezes). Após o ajuste para a idade, em ambos os sexos ficou demonstrado que, quanto maiores fossem os níveis séricos de AU, maior era o aumento do risco de mortalidade. A razão de risco para o sexo feminino foi de 1,30, IC 95%, 1,14-1,49, p ≤ 0,001 e no sexo masculino de 1,39, IC 95%, 1,21-1,59, p ≤ 0,001. Nos pacientes com DAC, a análise de regressão multivariada de Cox, realizada com 12 variáveis que influenciam a mortalidade geral – incluindo o uso de diuréticos –, os níveis elevados de AU demonstraram uma relação positiva significativa e independente com a mortalidade geral, com uma razão de risco de 1,23 – IC 95%, 1,11-1,36, p < 0,001. Os autores concluem que os níveis séricos de AU podem ser considerados um preditor independente de mortalidade em pacientes com DAC estabelecida.[197]

No *National health and nutrition examination survey* (NHANES I), importante estudo de acompanhamento populacional, os autores procuraram analisar, entre 5.421 indivíduos selecionados, a importância do AU como fator de risco para a DAC. Os dados basais foram coletados entre 1971-1975 e o acompanhamento foi realizado em 1987. No sexo masculino não foram encontradas associações significativas. Entre as mulheres, o nível sérico do AU foi preditivo de mortalidade por todas as causas e de cardiopatia isquêmica. Essas associações persistiram mesmo após a exclusão dos primeiros 10 anos de acompanhamento e foram independentes do uso de anti-hipertensivos, diuréticos, pressão arterial diastólica, excesso de peso e outras características. Uma relação dose-resposta foi evidente para a mortalidade por cardiopatia isquêmica: cada alteração de 1 mg/dL no AU (cerca de 2/3 do desvio padrão) trouxe para as mulheres uma elevação da taxa de mortalidade em 1,48 – IC 95%, 1,3-1,7. Além disso, em comparação com mulheres com níveis séricos de AU < 4 mg/dL, aquelas com nível > 7 mg/dL apresentaram taxa de mortalidade por doença cardíaca isquêmica elevada em 4,8 vezes (IC 95%, 1,9-12). Concluem os autores que, embora os mecanismos biológicos não estejam ainda esclarecidos, é necessária uma investigação mais aprofundada sobre o possível papel do AU no desenvolvimento de cardiopatia isquêmica, notadamente no sexo feminino.[198]

Essa outra análise, com foco no sexo feminino, procurou investigar o papel que os níveis séricos de AU podem desempenhar na prevalência, gravidade e prognóstico da DAC (angiograficamente comprovada) em mulheres na pré-menopausa. Foi um estudo retrospectivo transversal que incluiu 607 mulheres na pré-menopausa, submetidas a angiografia coronariana. O diagnóstico de DAC foi baseado na presença de uma estenose que afetasse $\geq$ 50% do diâmetro luminal da artéria coronária. A associação dos níveis de urato com prevalência, gravidade e desfechos clínicos com a DAC foi avaliada por análise estatística. No total, 369 das pacientes (60,8%) tiveram o diagnóstico confirmado de DAC, que simultaneamente apresentavam níveis de AU significativamente mais elevados do que aquelas sem DAC (5,3 ± 1,9 *vs.* 4,8 ± 1,7 mg/dL, p = 0,001). As pacientes hiperuricêmicas mostraram taxas elevadas de doença multiarterial e desfechos compostos, como eventos cardíacos adversos importantes. A análise multivariada identificou níveis anormalmente altos de ácido úrico como um fator de risco independente para DAC [razão de risco: 1,51 (1,11-2,53), p < 0,05]. Concluíram os autores que os níveis séricos elevados de AU estão significativamente associados à prevalência da DAC, podendo constituir-se em importante preditor da incidência de eventos cardiovasculares em mulheres na pré-menopausa.[199]

Em trabalho que procurou determinar, entre outros aspectos, a gravidade da DAC e sua possível relação com os níveis uricêmicos, 1.012 indivíduos foram submetidos a angiografia coronária. Todos os pacientes foram avaliados quanto à presença de fatores de risco cardiovascular e medicamentos em uso. O nível sérico de AU, a creatinina, bem como o perfil lipídico e a glicemia em jejum, foram medidos em todos os pacientes antes do procedimento. A gravidade da DAC foi avaliada pelo escore de Gensini.[200] Dos 1.012 pacientes avaliados (idade média de 59,4 ± 10,24 anos), 680 eram homens (idade média de 58,7 + 10,5 anos) e 332 eram mulheres (idade média de 61,0 ± 9,51 anos). Dos pacientes do estudo, 703 (69%) eram hipertensos, 292 (28,9%) diabéticos, 304 (30%) tinham histórico de tabagismo, 306 (30%) apresentavam baixos níveis de HDL-C e 350 (34%) apresentaram hipertrigliceridemia. A DAC estava presente em 689 pacientes (68%) com detecção de doença de um vaso (32,6%) dois vasos (32,5%) e três vasos (34,9%). Lesão arterial coronariana esquerda foi detectada em 15% dos pacientes. Foi encontrada diferença estatisticamente significativa nas concentrações médias de urato entre os pacientes com presença ou ausência de DAC [380 +/– 121 mmol/L (6,39 +/– 2,04 mg/dL) *vs.* 323,5 +/– 83,2 mmol / l (5,44 +/– 1,40 mg/dL) com p < 0,001]. Com base na análise de regressão logística multivariada, concluiu-se que o aumento do nível sérico de ácido úrico esteve associado à presença e à gravidade da DAC tanto no sexo masculino quanto no feminino (p < 0,001).[201]

Alguns autores têm relatado uma forte associação entre os níveis séricos de AU e a presença da aterosclerose coronariana[202] e carotídea,[203] especialmente no sexo feminino. O estudo *ARIC* (*Atherosclerosis risk in communities*), que incluiu 6.522 mulheres (74% brancas) e 4.966 homens (79% brancos) com idades entre 45-64 anos na linha de base (1986-1989), trouxe mais controvérsias acerca dessa possível associação. Foram excluídos aqueles com DAC ou AVE prévio e aqueles que faziam uso de medicação redutora de ácido úrico. A concentração média (DP) de AU foi de 5,9 mg/dL. Esses valores foram mais elevados entre homens negros de 45-54 anos (6,9 mg/dL) e menores em mulheres brancas com idade entre 45-54 anos (5 mg/dL). O nível de AU foi positivamente correlacionado em ambos os sexos com uma variedade de fatores relacionados à saúde, entre eles IMC, creatinina, triglicerídeos, uso de diuréticos, ingestão de álcool, HAS, DM2 e níveis de insulina. Em um modelo de regressão linear ajustado para a idade, o nível de AU esteve direta e significativamente associado à espessura médio-intimal da carótida (ultrassonografia modo B, de alta resolução, considerada uma medida precoce da aterosclerose), em mulheres e homens brancos (mas não em homens negros). No entanto, por meio de análises multivariadas, quando fatores de risco conhecidos para doença aterosclerótica e correlatos comportamentais e biológicos relevantes relativos ao AU foram controlados, essa associação tornou-se desprezível em mulheres brancas e muito mais fraca e não estatisticamente significativa em mulheres negras e homens brancos. Assim, concluem os autores, o ácido úrico pode não ser um fator de risco para o desenvolvimento da aterosclerose. A análise futura de eventos cardiovasculares no seguimento clínico do presente estudo provavelmente proporcionará maiores esclarecimentos sobre o papel real do AU na doença aterosclerótica.[204]

Dados extraídos do *Taiwan National Health Insurance* compuseram uma grande coorte representativa, com o intuito de investigar a associação entre gota e infarto do miocárdio (IM). Incluíram-se 704.503 adultos com mais de 20 anos sem história de IM. Destes, 26.656 (3,8%) eram portadores de gota. Na análise global, 3.718 pacientes portadores de gota e 463 sem a doença foram acometidos de um IM. A mortalidade ocorreu em 299 pacientes (sem gota: 35 e portadores de gota: 264). A incidência de IM foi de 2,20 e 0,60 pacientes-ano em indivíduos portadores e não portadores de gota, respectivamente (teste *log-rank*, p < 0,001). Após ajustes para a idade, sexo, histórico de DM2, HAS, DAC, AVE e doença renal terminal, a gota esteve associada ao infarto do miocárdio (razão de risco 1,23) e ao infarto do miocárdio não fatal (razão de risco 1,26).

Após ajustes somente para idade e sexo, a análise dos indivíduos sem fatores de risco CV permaneceu ainda com uma importante associação ao IM (razão de risco: 1,84; IC 95%, 1,51-2,24) e ao IM não fatal (razão de risco: 1,80; IC 95%, 1,49-3,95). Concluem que, importantemente, a gota mostrou-se um fator de risco independente para o IM, com o aumento de risco ocorrendo mesmo em pacientes jovens e naqueles sem fatores de risco cardiovascular.[205]

Para a construção de uma revisão sistemática e metanálise dose-resposta de estudos prospectivos, em pacientes adultos, sobre a associação entre a gota e a DAC, foram selecionados estudos de coorte prospectivos com riscos relativos (RR) e intervalos de confiança de 95% (IC) de acordo com os níveis séricos de urato. Um modelo de efeitos aleatórios foi usado para calcular a estimativa de risco combinado. A pesquisa resultou em 29 estudos de coorte prospectivos com um total de 958.410 participantes. A hiperuricemia foi associada a um aumento do risco de morbidade (RR ajustado 1,13; IC 95%, 1,05-1,21) e mortalidade por DAC (RR ajustado 1,27; IC 95% 1,16-1,39). Para cada aumento de 1 mg/dL no nível do ácido úrico, a razão de risco multivariada combinada de mortalidade por DAC foi de 1,13 (IC 95%, 1,06-1,20). A análise dose-resposta indicou que a RR combinada de mortalidade por DAC para um aumento de 1 mg/dL dos níveis séricos de AU foi de 1,02 (IC 95%, 0,84-1,24), sem heterogeneidade entre homens e mulheres. O aumento do risco de DAC associado à hiperuricemia foi consistente na maioria dos subgrupos, concluindo os autores que a hiperuricemia pode aumentar o risco de eventos ligados à DAC, particularmente mortalidade no sexo feminino.[206]

Muito poucos estudos procuraram correlacionar a gota com a doença arterial coronariana aguda. Em estudo abrangente, utilizando dados da *British Columbia Linked Health Database*, os pesquisadores compararam as taxas de incidência de IM agudo (IAM) entre 9.642 pacientes idosos ($\geq$ 65 anos) com gota e 48.210 indivíduos para controle, pareados por idade, sexo, data do diagnóstico de gota e duração do acompanhamento médico. Registrou-se a incidência de 3.268 casos de IAM, sendo 996 entre mulheres, durante um acompanhamento médio de 7 anos. Na análise multivariável ajustada para idade, comorbidades e uso de medicamentos prescritos, ficou demonstrado que mulheres com gota tinham um risco relativo 1,39 vez maior (1,39 – IC 95%, 1,20-1,61) para qualquer IAM e um risco 1,41 vez maior para IAM não fatal comparados com mulheres sem a doença. Já os homens com gota tiveram um risco 1,11 vez maior para IM não fatal quando comparados àqueles sem a doença (1,11; IC 95%, 0,99-1,23; valor p para interação, 0,003).

Postulam os autores que o impacto fisiológico relativo de ser acometido por gota, ou mesmo por uma discreta elevação dos níveis de hiperuricemia, pode ser mais forte entre as mulheres do que nos homens, já que os níveis séricos de urato nos homens são cerca de 1 mg/dL mais altos que nas mulheres durante a vida adulta. Os resultados se pareiam com evidências anteriores de que as mulheres são particularmente vulneráveis fisiologicamente aos efeitos da gota ou da hiperuricemia, e que os níveis de ácido úrico são mais altos entre as mulheres do que entre os homens com gota. Independentemente da possível diferença de gênero, os autores preconizam que esses achados fornecem suporte para o gerenciamento agressivo dos fatores de risco cardiovascular em pacientes masculinos e femininos, portadores de gota.[207]

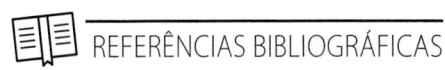

REFERÊNCIAS BIBLIOGRÁFICAS

157. Shah A, Keenan RT. Gout, hyperuricemia, and the risk of cardiovascular disease: cause and effect? Curr Rheumatol Rep. 2010 Apr;12:118-24.

158. Sachs L, Batra KL, Bernard Zimmermann. Medical implication of hyperuricemia. Med Health R.I. 2009 Nov;92(11):353-5.

159. Wen CP, David Cheng TY, Chan HT, Tsai MK, Chung WS, Tsai SP, et al. Is high serum uric acid a risk marker or target for treatment? Examination of its independent effect in a large cohort with low cardiovascular risk. Am J Kidney Dis. 2010 Aug;56(2):273-88.

160. Edwards NL. The role of hyperuricemia and gout in kidney and cardiovascular disease. Clive Clin J Med. 2008 Jul;75 (Suppl.5):S13-S16.

161. Feig DI, Kang DH, Johnson RJ. Uric acid and cardiovascular risk. N Engl J Med. 2008 Oct;359(17):1811-21.

162. Gaffo AL, Edwards NL, Saag KG. Hyperuricemia and cardiovascular disease: how strong is the evidence for a causal link? Arthritis Res Ther. 2009;11(4):240-6.

163. Lippi G, Montagnana M, Franchini M, Favaloro EJ, Targher G. The paradoxical relationship between serum uric acid and cardiovascular disease. Clin Chim Acta. 2008 Jun;392:1-7.

164. Keenan RT, Pillinger MH. Hyperuricemia, gout, and cardiovascular disease: an important "muddle". Bull NYU Hosp Jt Dis. 2009;67(3):285-90.

165. Neogi T. Asymptomatic hyperuricemia: perhaps not so benign? J Rheumatol. 2008 May;35(5):734-7.

166. Baker JF, Schumacher HR. Update on gout and hyperuricemia. Int J Clin Pract. 2010 Feb;64(3):371-7.

167. Kanellis L, Kang DK. Uric acid as a mediador of endotelial dysfunction, inflammation, and vascular disease. Seminars in Nephrology. 2005 Jan 1;24 (Issue 1):39.42.

168. Temmoku J, Fujita Y, Matsuoka N, Urano T, Furuya MY, Asano T, et al. Uric acid-mediated inflammasome activation in IL-6 primed innate immune cells is regulated by baricitinib. Mod Rheumatol. 2020 Mar 30:1-6. doi:10.1080/14397595.2020.1740410. Online ahead of print. PMID: 32148148.

169. Yokose K, Sato S, Asano T, Yashiro M, Kobayashi, Watanabe H, et al. TNF-α potentiates uric acid-induced interleukin-1β (IL-1β) secretion in human neutrophils. Mod Rheumatol. 2018 May;28(3):513-7. doi:10.1080/14397595.2017.1369924. Epub 2017 Sep 14. PMID: 28880687.

170. Sato S, Yashiro M, Asano T, Koga T, Suzuki E, Kobayashi H, et al. TNF-α potentiates uric acid-induced interleukin-1β secretion in human neutrophils. American College of Rheu-

matology – Abstract Number: 76. 2017 ACR/ARHP Annual Meeting. Date of first publication: September 18, 2017.

171. Reape TJ, Groot PH. Chemokines and atherosclerosis. Atherosclerosis. 1999;147:213-25.
172. Nelken NA, Coughlin SR, Gordon D, Wilcox JN. Monocyte chemoattractant protein-1 in human atheromatous plaques. J Clin Invest. 1991;88:1121-7.
173. Stark VK, Hoch JR, Warner TF, Hullett DA. Monocyte chemotactic protein-1 expression is associated with the development of vein graft intimal hyperplasia. Arterioscler Thromb Vasc Biol. 1997;17:1614-21.
174. Rao GN, Corson MA, Berk BC. Uric acid stimulates vascular smooth muscle cell proliferation by increasing platelet-derived growth factor A-chain expression. J Biol Chem. 1991;266:8604-8.
175. Migita K, Koga T, Satomura K, Izumi M, Torigoshi T, Maeda Y, et al. Serum amyloid A triggers the mosodium urate-mediated mature interleukin-1β production from human synovial fibroblasts. Arthritis Res Ther. 2012 May 18;14(3):R119. doi:10.1186/ar3849.PMID: 22608202.
176. Kanellis J, Watanabe S, Li JH, Kang D-H, Li P, Nakagawa T, et al. Uric acid stimulates monocyte chemoattractant protein-1 production in vascular smooth muscle cells via mitogen-activated protein kinase and cyclooxygenase-2. Hypertension. 2003 May;41(6). Originally published 12 May 2003. Available: https://doi.org/10.1161/01.HYP.0000072820.07472.3B. Hypertension. 2003;41:1287-93.
177. Kang DH, Park SK, Lee IK, Johnson RJ. Uric acid induced C-reactive protein expression implication on cell proliferation and nitric oxide production of human vascular cells. J Am Soc Nephrol. 2005 Dec;16(12):3553-62.
178. Verma S, Devaraj S, Jialal I. Is C-reactive protein an innocent bystander or proatherogenic culprit? C-reactive protein promotes atherothrombosis. Circulation. 2006;113:2135-50; discussion 2150. PMID: 16671184.
179. Hein TW, Singh U, Vasquez-Vivar J, Devaraj S, Kuo L, Jialal I. Human C-reactive protein induces endothelial dysfunction and uncoupling of eNOS in vivo. Atherosclerosis. 2009;206:61-8.
180. Libby P, Ridker PM, Maseri A. Inflammation and atherosclerosis. Circulation. 2002;105:1135-43. PMID:11877368. http://dx.doi.org/10.1161/hc0902.104353.
181. Barbato JE, Tzeng E. Nitric oxide and arterial disease. J Vasc Surg. 2004;40:187-93. PMID:15218485. http://dx.doi.org/10.1016/j.jvs.2004.03.043.
182. Hein TW, Singh U, Vasquez-Vivar J, Devaraj S, Kuo L, Jialal I. Human C-reactive protein induces endothelial dysfunction and uncoupling of eNOS in vivo. Atherosclerosis. 2009;206:61-8. PMID:19268941. PMCid:PMC2735606.
183. Khosla UM, Zharikov S, Finch JL, Nakagawa T, Roncal C, Mu W, et al. Hyperuricemia induces endothelial dysfunction. Kidney Int. 2005 May;67(5):1739-42.
184. Westfelt UN, Benthin G, Lundin S, Stenqvist O, Wennmalm A. Conversion of inhaled nitric oxide to nitrate in man. Br J Pharmacol. 1995;114:1621-4. PMID:7599931 PMCid:PMC1510380. http://dx.doi.org/10.1111/j.1476-5381.1995.tb14948.x.
185. Palmer RM, Ferrige AG, Moncada S. Nitric oxide release accounts for the biological activity of endothelium-derived relaxing factor. Nature. 1987;327:524-6. PMID:3495737. http://dx.doi.org/10.1038/327524a0.
186. Krishnan E. Inflammation, oxidative stress and lipids: the risk triad for atherosclerosis in gout. Rheumatology. 2010 Jul;49(7):1229-38.
187. Ruggiero C, Cherubini A, Ble A, Bos AJ, Maggio M, Dixit VD, et al. Uric acid and inflammatory markers. Eur Heart J. 2006 Apr;27(10):1174-81.
188. Sánchez-Lozada LG, Soto V, Tapia E, Avila-Casado C, Sautin YY, Nakagawa T, et al. Role of oxidative stress in the renal abnormalities induced by experimental hyperuricemia. Am J Physiol Renal Physiol. 2008 Oct;295(4):F1134-1141.
189. Sautin YY, Nakagawa T, Zharikov S, Johnson RJ. Adverse effects of the classic antioxidant uric acid in adipocytes NADPH oxidase-mediated oxidative/nitrosative stress. Am J Physiol Cell Physiol. 2007 Aug;293(2):C584-C596.

190. Kim SY, Guevara JP, Kim KM, Choi HK, Heitjan DF, Albert DA. Hyperuricemia and coronary heart disease: a systematic review and meta-analysis. Arthritis Care Res (Hoboken). 2010;62:170-80.

191. Persky VW, Dyer AR, Idris-Soven E, Stamler J, Shekelle RB, Schoenberger JA, et al. Uric acid: a risk factor for coronary heart disease? Circulation. 1979;59:969-77.

192. Krishnan E, Svendsen K, Neaton JD, Grandits G, Kuller LH; the MRFIT Research Group. Long-term cardiovascular mortality among middle-aged men with gout. Arch Intern Med. 2008;168:1104-10.

193. Egger M, Smith G, Schneider M, Minder M. Bias in mata-analysis detected by a simple, graphical Test. BMJ. 1997 Sep 16. PMC 2127453. PMID 9310563. doi:10.1136/bmj.315.7109.629.

194. Wheeler JG, Juzwishin KD, Eiriksdottir G, Gudnason V, Danesh J. Serum uric acid and coronary heart disease in 9,458 incident cases and 155,084 controls: prospective study and meta-analysis. PLoS Med. 2005;2:e76.

195. Chandra NC, Ziegelstein RC, Rogers WJ, Tiefenbrunn AJ, Gore JM, French WJ, et al. Observations of the treatment of women in the United States with myocardial infarction: a report from the National Registry of Myocardial Infarction-I. Arch Intern Med. 1998;158:981-8.

196. Thom T, Haase N, Rosamond W, Howard VJ, Rumsfeld J, Manolio T, et al. Heart disease and stroke statistics-2006 update: a report from the American Heart Association Statistics Committee and Stroke Statistics Subcommittee. Circulation. 2006;113:e85-151. Erratum in: Circulation. 2006;113:e696, Circulation 2006;114:e630.

197. Bickel C, Rupprecht HJ, Blankenberg S, Rippin G, et al. Serum uric acid as an independent predictor of mortality in patients with angiographically proven coronary artery disease. The American Journal of Cardiology. 2002 Jan 1;89(Issue 1):12-7.

198. Williamson DF, Gunter EW, Byers T. Relation of serum uric acid to mortality and ischemic heart disease. The NHANES I Epidemiologic Follow-up Study. Am J Epidemiol. 1995 Apr 1;141(7):637-44.

199. Zhang J-W, He L-J, Cao S-J, Yang Q, Yang S-W, Zhou Y-J. Association of serum uric acid and coronary artery disease in premenopausal women. PLos One. 2014 Sep 3. https://doi.org/10.1371/journal.pone.0106130.

200. Gensini GG. A more meaningful scoring system for determining the severity of coronary heart disease. The American Journal of Cardiology. 1983;51(3):606. PMID: 6823874.

201. Sinan Deveci O, Kabakci G, Okutucu S, Tulumen E, Aksoy H, Baris Kaya E, et al. The association between serum uric acid level and coronary artery disease. Int J Clin Pract. 2010 Jun;64(7):900-7. doi: 10.1111/j.1742-1241.2009.02263.x.

202. Tuttle KR, Short RA, Johnson RJ. Sex differences in uric acid and risk factors for coronary artery disease. Am J Cardiol. 2001;87:1411-4.

203. Crouse JR, Toole JF, McKinney WM, et al. Risk factors for extracranial carotid artery atherosclerosis. Stroke. 1987;18:990-6.

204. Iribarren C, Folsom AR, Eckfeldt JH, et al. Correlates of uric acid and its association with asymptomatic carotid atherosclerosis: the Aric study. Atherosclerosis risk in communities. Ann Epidemiol. 1996;6:331-40.

205. Kuo CF, Yu KH, See LC, Chou IJ, Ko YS, Chang HC, et al. Risk of myocardial infarction among patients with gout: a nationwide population-based study. Rheumatology (Oxford). 2013 Jan;52(1):111-7. doi:10.1093/rheumatology/kes169. Epub 2012 Jul 10.

206. Li M, Hu X, Fan Y, Li K, Zhang X, Hou W, et al. Hyperuricemia and the risk for coronary heart disease morbidity and mortality a systematic review and dose-response meta-analysis. Scientific Reports. 2016 Jan 27.

207. De Vera MA, Rahman MM, Bhole V, Kopec JA, Choi HK. Independent impact of gout on the risk of acute myocardial infarction among elderly women: a population-based study. Annals of the Rheumatic Diseases. 2010 Feb 1;69(6):1162-4. doi:10.1136/ard.2009.122770 PMID: 20124358 PMCID: PMC3142935.

4

Insuficiência cardíaca e suas relações com o ácido úrico e a gota

Embora muitos estudos tenham linearmente relacionado a presença da hiperuricemia com a incidência da ICC, similarmente a outras enfermidades cardiovasculares, os pacientes hiperuricêmicos frequentemente convivem com outras comorbidades, dificultando a avaliação intrínseca de seu real papel como fator precipitante.

Considerações acerca dos mecanismos de produção e metabolismo do AU podem oferecer informações adicionais sobre a possível relação entre os valores de seus níveis séricos e os resultados obtidos em alguns estudos, demonstrando uma ação deletéria em pacientes com insuficiência cardíaca. De fato, os dados acumulados sustentam a proposta de que o AU, além de ser um marcador prognóstico potencialmente valioso, possui propriedades tóxicas ou outras propriedades específicas que podem contribuir negativamente na fisiopatologia da IC. Além disso, os níveis de AU podem refletir a atividade da via xantina-oxidase (XO),[208] que tem o potencial de contribuir para a progressão da disfunção ventricular esquerda, interferindo diretamente na energia miocárdica[209] e no metabolismo do cálcio no miofilamento.[210]

Na vigência da IC, existem vários fatores que podem contribuir para a elevação da produção do AU, incluindo o próprio aumento da abundância e da atividade da XO, da conversão aumentada de xantina-desidrogenase (XDH) em XO,[208] ou um substrato aumentado de XO resultante da quebra aprimorada de ATP em adenosina e hipoxantina. Consistente com esses conceitos, a inibição da xantina-oxidase com alopurinol melhora a função endotelial em indivíduos com ICC,[211-213] enquanto não se observa efeito semelhante quando os níveis de ácido úrico foram reduzidos com o agente uricosúrico, probenecide.[214] Em outro estudo, a administração intracoronária de alopurinol em indivíduos com cardiomiopatia dilatada idiopática resultou em diminuição significativa no consumo de oxigênio, produzindo melhora substancial na eficiência miocárdica.[215-218]

Como a excreção do AU se faz principalmente pelos rins, a diminuição da perfusão renal pode levar também ao aumento de seus níveis. Na medida em que a IC leva à isquemia tecidual (principalmente nos casos de IC avançada) e a um aumento no lactato sérico, a excreção renal de AU pode ser ainda mais prejudicada, pois o lactato compete com o urato por meio de um trocador de ânions orgânico no túbulo proximal. Tanto a xantina-oxidase como a xantina-desidrogenase, responsáveis pela decomposição e produção do ácido úrico, catalisam a oxidação da hipoxantina em xantina. Essa é uma enzima essencial no metabolismo da purina e o principal contribuinte para a geração de radicais livres de oxigênio, o que acaba levando ao aumento do estresse oxidativo. Este, por sua vez, juntamente com a desproporção do óxido nítrico, pode intensificar as vias inflamatórias, resultando em uma elevação adicional na produção de citocinas, com seus conhecidos efeitos deletérios na IC.[219-220]

Em indivíduos com insuficiência cardíaca congestiva (ICC), níveis séricos elevados de ácido úrico estiveram associados à capacidade reduzida de exercício, elevação dos marcadores de inflamação, disfunção endotelial, estresse oxidativo e disfunção diastólica, sendo preditivo tanto de morbidade quanto de mortalidade. Existem também relatos de que a inibição da xantina-oxidase reduz o remodelamento cardíaco em ratos de laboratório portadores de ICC. O risco de mortalidade com o aumento dos níveis séricos de ácido úrico é particularmente importante e aumenta acentuadamente com níveis séricos iguais ou acima de 7 mg/dL.[221-227]

Todas essas observações contribuíram para o desenho de um estudo randomizado OPT-CHF (*Oxypurinol therapy for congestive heart failure trial*), com indivíduos portadores de IC classe funcional III a IV da *New York Heart Association* (NYHA), devido à disfunção sistólica, recebendo terapia médica ideal. Utilizando-se 600 mg/dia de oxipurinol ou placebo, por um período de 24 semanas, procurou-se avaliar se um inibidor da xantina-oxidase – oxipurinol – produz benefícios clínicos. A eficácia após 24 semanas foi avaliada utilizando um desfecho composto que incluía morbidade, mortalidade e qualidade de vida na insuficiência cardíaca. Os resultados demonstraram que o oxipurinol não produziu melhorias clínicas em pacientes não selecionados com IC moderada a grave, embora uma análise *post hoc* tenha sugerido que em pacientes com níveis séricos acentuadamente elevados de urato (> 9,5 mg/dL) tenham ocorrido benefícios na melhora clínica, diretamente relacionados ao grau de redução do AU. Esses dados deixam em aberto a possibilidade de que a redução do ácido úrico com um inibidor da xantina-oxidase possa ser útil em alguns indivíduos com ICC e altos níveis de urato sérico.[228]

Um estudo chinês procurou avaliar a associação entre hiperuricemia e ICC em pacientes idosos sem a presença de comorbidades. Um total de 2.749 indivíduos (70,9 ± 6,0 anos), hiperuricêmicos (considerados aqueles com níveis séricos de AU > 7 mg/dL em homens e ≥ 6 mg/dL em mulheres) e controles normouricêmicos foi acompanhado, por 47,4 ± 3,6 meses, no Centro de Saúde Comunitário Kangjian de Xangai. Foram excluídos aqueles indivíduos com HAS, *diabetes mellitus*, DCV preexistente, hiperlipidemia, sobrepeso ou obesidade, histórico de gota ou hiperuricemia ou doença renal crônica. O objetivo primário foi investigar o impacto da hiperuricemia assintomática na incidência da ICC. Os resultados demonstraram que a presença da hiperuricemia assintomática esteve associada a um aumento da incidência cumulativa de eventos de ICC (6,5 *vs.* 3,1%, *odds ratio* [OR] = 2,15, IC 95%, 1,39-3,33, p = 0,001). Mesmo após ajustes para fatores confundidores, incluindo TFGe basal, a hiperuricemia manteve-se independentemente como fator de risco (OR = 2,34, IC 95%, 1,50-3,63, p < 0,001), constituindo-se em um biomarcador valioso para prever o aumento de incidência de ICC em pacientes idosos sem comorbidades.[229]

Em elegante estudo publicado em 2003, Anker et al. demonstraram que níveis elevados de AU podem prever a mortalidade e a necessidade de transplante cardíaco em pacientes com insuficiência cardíaca congestiva (ICC). As concentrações séricas do AU adicionaram importantes informações prognósticas quando analisadas isoladamente ou associadas a medidas da função cardíaca (fração de ejeção) e do estado funcional do paciente (consumo máximo de oxigênio no exercício). Esses resultados foram obtidos independentemente da função renal, sódio e ureia séricas, uso de diuréticos e idade do paciente. Esses achados não são apenas potencialmente valiosos no gerenciamento do paciente, mas também levantam questões extremamente interessantes sobre os fundamentos fisiopatológicos intrínsecos.[230]

Por meio de dados obtidos no *Embase* (Ovid SP, de 1974 a maio de 2013), *Medline* (Ovid SP, de 1946 a maio de 2013) e no *Chinese Biomedical Literature Database* (CBM, de 1978 a maio de 2013), uma revisão sistemática procurou identificar estudos que tinham como objetivo correlacionar uma possível associação entre o AU sérico e a IC. A estratégia de busca gerou 5 estudos relatando a incidência da IC e 28 estudos relatando resultados adversos em pacientes com IC já instalada. Os resultados demonstraram que a hiperuricemia esteve associada a um risco aumentado de incidência de insuficiência cardíaca (razão de risco – HR 1,65, IC 95%, 1,41-1,94), de mortalidade cardiovascular (HR 2,15, IC 95%, 1,64-2,83), de mortalidade por todas as causas (HR 1,45, IC 95%, 1,18-1,78) e o composto de morte ou eventos cardíacos, com razão de risco de – HR 1,39, IC 95%, 1,18-1,63. Para cada aumento de 1 mg/dL nos níveis séricos do AU, as chances de desenvolvimento de IC aumentaram 19% (HR 1,19, IC 95%, 1,17-1,21), e o risco de mortalidade por todas as causas e o desfecho composto de morte ou eventos cardíacos em 4% (HR 1,04, IC 95%, 1,02-1,06) e 28% (HR 1,28, IC 95%, 0,97-1,70), respectivamente. Concluíram os autores que, inegavelmente, a elevação dos níveis séricos do ácido úrico está associada a resultados adversos e a um risco aumentado de incidência de insuficiência cardíaca.[231]

Dentro do projeto *Framingham offspring study,* avaliou-se a hipótese de que a gota seria um fator de risco na incidência da IC e em alterações estruturais cardíacas, avaliadas por meio da ecodopplercardiografia, podendo potencialmente caracterizar um quadro de IC subclínica. Os dados foram obtidos por meio de análises *post-hoc,* longitudinais e transversais de um estudo de coorte prospectivo com 4.889 participantes cujas informações foram coletadas em intervalos de 4 anos a partir de 1971. A idade média foi de 36 anos (52% mulheres), livres de insuficiência cardíaca clínica no início do estudo. Compararam-se nos grupos portadores e não portadores de gota a incidência da IC, as medidas ecocardiográficas que pudessem caracterizar a disfunção sistólica e a dilatação e a hipertrofia do ventrículo esquerdo (HVE). As análises demonstraram que participantes com gota (n: 228) tiveram uma incidência 3 vezes maior de IC clínica e de alterações nas medidas ecocardiográficas características de disfunção sistólica, comparados com aqueles sem história de gota. Nas análises de regressão de Cox, a gota esteve associada a uma razão de risco ajustada de 1,74 (IC 95%, 1,03-2,93) para a incidência de IC, de 3,70 (IC 95%, 1,68-8,16) para fração de ejeção do VE anormalmente baixa e de 3,60 (IC 95%, 1,80-7,72) para disfunção sistólica global do ventrículo esquerdo, consistentemente observadas em todos os subgrupos clínicos. A mortalidade foi elevada no subgrupo de pacientes com gota e IC (RR ajustadas: 1,50, IC 95%, 1,30-1,73) em comparação com aqueles com IC na ausência de gota. Concluíram que a gota está associada ao aumento do risco de IC clínica, de mortalidade e de medidas subclínicas de disfunção sistólica.[232]

Já existem estudos consistentes demonstrando que, em condições clínicas que se acompanham ou que provoquem hipoxemia, pode ocorrer aumento nos níveis séricos de AU. Este pequeno estudo tentou estabelecer uma possível relação entre os níveis séricos do ácido úrico e a gravidade da IC. Foram avaliados 285 pacientes com diagnóstico de IC congestiva admitidos no *Lady Reading Hospital Peshawar* no período compreendido entre 1º de março e agosto de 2016. A faixa etária dos pacientes variou entre 17-67 anos, com idade média de 54 ± 2,8 anos (65,96% homens e 34,03% mulheres). Foram considerados níveis elevados de AU aqueles acima de 7 mg/dL. Utilizando-se a classe funcional (*New York Heart Association*) para quantificar a gravidade da IC, constatou-se que 1,75% dos pacientes se encontravam na CF I, 40% na CF II, 32,63% na CF III e 25,61% na CF IV. Dos 285 pacientes selecionados, 59,29% atenderam à definição de hiperuricemia, dos quais 83,43% eram do sexo masculino. A maioria dos pacientes hiperuricêmicos (62,13%) estava na faixa etária de 51-60 anos, com idade média de 57 ± 4,5 anos. Os autores encontraram uma correlação significativa entre os níveis séricos do AU e os níveis do peptídeo atrial natriurético (p: < 0,001) e o uso de diuréticos (p: < 0,001). Cerca de 34,93% dos pacientes com ICC e hiperuricemia estavam na CF III e IV, cujos níveis séricos do AU estavam acima de 8 mg/dL, em comparação com 31,57% dos pacientes com níveis séricos mais baixos. Em conclusão, os níveis séricos elevados de AU foram observados em 59,29% dos pacientes com ICC, mostrando significativa correlação com alguns marcadores estabelecidos nesses pacientes, indicando que o AU sérico poderia fornecer informações prognósticas adicionais nessa população especificamente avaliada. Concluem que o ácido úrico, como marcador, pode ser facilmente dosado em qualquer lugar a um custo muito baixo, podendo ajudar a identificar pacientes de alto risco para a ICC. Acreditam que condutas que produzam a redução sérica do AU possam ser uma nova abordagem adjuvante para prevenção e terapia da IC.[233]

Em semelhante linha de pesquisa, um recente estudo, publicado em 2019, procurou correlacionar os níveis séricos de AU em pacientes com IC e a gravidade da síndrome. Foi um estudo transversal multicêntrico, no qual foram incluídos 200 pacientes com IC, utilizando-se a classificação funcional da *New York Heart Association* (NYHA) e a fração de ejeção do VE (FEVE) para gradação da gravidade. A idade média da população estudada foi de 64,81 ± 14,61 anos, em que o sexo feminino era de 54%. No geral, 56,6% (162/187) atenderam à definição de hiperuricemia, com um valor médio de

8,56 +/– 3,20 mg/dL. A prevalência de hiperuricemia foi de 100% nos pacientes com IC aguda, 95% nos pacientes com IC descompensada crônica e 81,54% nos pacientes estáveis crônicos. Pacientes em estágios III/IV (NYHA) representaram 54,6% dos pacientes hiperuricêmicos. Houve associação significativa entre os níveis séricos do AU com a CF-NYHA (HR 0,39, IC 95%, 0,16-0,96, valor p: 0,0035) e com a FEVE reduzida (valor p: 0,002). Mais da metade dos pacientes com IC apresentou hiperuricemia, e esses altos valores se associaram a um quadro de insuficiência cardíaca mais grave. Entre os pacientes hiperuricêmicos, 54,6% estavam na CF III-IV (NYHA), cujos níveis séricos de urato eram comparativamente superiores às outras classes funcionais (> 8 mg/dL). Concluíram os autores que os níveis séricos de AU podem fornecer informações prognósticas adicionais na insuficiência cardíaca, além das vantagens metodológicas de coleta e do custo reduzido. Acreditam que a perseguição de uma meta de normalidade nos valores séricos do AU em pacientes com IC pode se tornar uma nova e benéfica abordagem para essa síndrome tão prevalente.[234] Esses resultados foram concordantes com o estudo citado anteriormente, feito no Paquistão, em que 47,02% dos pacientes hiperuricêmicos se encontravam na CF III-IV (NYHA), com 34,93% apresentando níveis de AU acima de 8 mg/dL.[233]

Uma importante metanálise teve como objetivo avaliar as evidências que apoiam o AU como possível preditor de mortalidade por todas as causas em pacientes com IC e determinar qual o ponto de corte que passa a caracterizar esse aumento de risco. Foi realizada uma pesquisa no banco de dados *Medline* (1966 a março de 2009), complementada por pesquisas manuais de bibliografias dos principais artigos considerados relevantes. Os autores selecionaram todos os estudos de coorte nos quais o AU foi mensurado e a mortalidade foi relatada em pacientes com IC. A estratégia de busca gerou 358 estudos, dos quais, em função de uma rigorosa metodologia científica aplicada, apenas 6 preencheram os critérios de elegibilidade. Os estudos incluíram 1.456 pacientes com IC, com uma FEVE mediana de 32% (variação de 26-40%). Todos os estudos encontraram uma associação estatística significativa entre mortalidade e níveis de AU. A taxa média de mortalidade entre os pacientes com hiperuricemia foi de 50% (variação de 26-100%), enquanto em pacientes hipouricêmicos a taxa foi de 22% (variação de 8-41%). Embora tenha havido um risco excessivo de mortalidade por todas as causas para os níveis de AU sérico em todos os pontos de corte, essa associação se tornou estatisticamente significativa com os níveis de 7-8 mg/dL. A razão de risco da mortalidade por todas as causas para níveis de AU de 7-8 mg/dL foi de 1,6 (IC 95%, 1-2,4) em comparação com o grupo de referência. Nem o número de variáveis confundidoras (p: 0,69) nem a variabilidade dos pontos de corte (p: 0,76) afetaram os resultados. Concluem que pacientes com IC e hiperuricemia concomitante, quando comparados com pacientes com níveis normais de AU, têm risco aumentado de morte, incluindo-a como um importante marcador prognóstico para a mortalidade por todas as causas. Estudos futuros devem avaliar a capacidade preditiva do AU quando adicionados a preditores conhecidos de mortalidade por IC e o valor das medidas seriais de seus níveis séricos.[235]

Este outro estudo, em semelhante abordagem de contexto, procurou determinar se os níveis séricos de AU, na vigência da insuficiência cardíaca, preveem mortalidade por todas as causas. Além disso, como desfecho secundário, os autores procuraram relacionar os preditores clínicos dos níveis séricos do AU nessa população. Foram analisados 560 pacientes, atendidos consecutivamente com um quadro de IC aguda em um único centro universitário. Os níveis de AU (mg/dL) foram medidos precocemente durante a hospitalização. A condição clínica de sobrevida dos pacientes foi acompanhada após a alta hospitalar por um período médio de 330 dias. A associação independente do nível do AU com mortalidade por todas as causas foi analisada usando a análise de regressão de Cox. Durante o acompanhamento, 165 (29,5%) óbitos foram identificados. Pacientes com níveis de AU acima do valor mediano (≥ 7,7 mg/dL) apresentaram maiores taxas de mortalidade (21,1 *vs.* 37,9%; p < 0,001). Na análise multivariada, após o ajuste para fatores prognósticos reconhecidos e possíveis fatores confundidores, os níveis de AU > 7,7 mg/dL (HR 1,45, IC 95%, 1,03-2,44; p = 0,03), ou sua elevação em 1 mg/dL (HR 1,08; IC 95%, 1,01-1,15; p = 0,03), estiveram associados a um risco aumentado de mortalidade. Concluíram que os níveis séricos de AU são preditores independentes de mortalidade por todas as causas em pacientes não selecionados admitidos com insuficiência cardíaca aguda.[236]

Em razão dessa negativa correlação observada em diferentes estudos realizados em pacientes com IC avançada, esta análise procurou investigar se a presença da hiperuricemia (definida como nível sérico de AU > ou = 6,5 mg/dL) estende esses maus prognósticos na população com insuficiência cardíaca menos avançada. Foram estudados 119 pacientes consecutivos com IC estável, leve a moderada (88 homens, idade: 64 ± 11 anos, classe I/II/III da NYHA: 9/65/45 e FEVE: 32 ± 8%). A hiperuricemia foi detectada em 48 (40%) pacientes. Concordante com outros estudos que enfocaram o mesmo contexto, os níveis séricos do AU (média: 6,2 +/– 2,0 mg/dL, intervalo: 2-16,2 mg/dL) se elevaram paralelamente à gravidade da IC, expressa nas classes funcionais, tendo inversamente se correlacionado ao pico de consumo máximo de oxigênio e a FEVE, sem correlação, entretanto, com a função renal (expressa como depuração da creatinina calculada pela fórmula de Cockcroft-Gault) nem com o estado inflamatório predito, como evidenciado pela correlação com a proteína C-reativa (r = 0,31, p = 0,003). Durante o acompanhamento (média: 580 ± 209 dias, mais de 18 meses em todos os sobreviventes), 27 (23%) pacientes morreram. A sobrevida em 18 meses para pacientes hiperuricêmicos com IC foi de 71% (IC 95%, 58-84%) *vs.* 89% (IC 95%, 81-96%) comparados àqueles com níveis normais de AU (p = 0,01). Os autores concluem que, em pacientes com IC leve a moderada, a hiperuricemia prediz intolerância aos exercícios e ativação inflamatória e está forte e independentemente relacionada a um pior prognóstico. Se o nível sérico elevado de AU pode se tornar um novo alvo terapêutico na ICC, mais estudos são necessários.[237]

Embora existam inúmeras evidências de que o ácido úrico está associado com o risco cardiovascular, os estudos prospectivos são frequentemente confundidos pela coexistência de outros fatores de risco cardiovascular (hipertensão arterial, dislipidemia, síndrome metabólica, diabetes, obesidade etc.). Dessa forma, permanece ainda incerto se, por si sós, os níveis séricos do ácido úrico constituem um fator de risco independente, que efetivamente contribua para a ocorrência dos eventos cardiovasculares, ou se são apenas um marcador da presença de outros fatores de risco já estabelecidos. Uma revisão da literatura existente, pelo menos até agora, ainda não suporta a ideia de um papel causal do ácido úrico na doença cardiovascular e particularmente na insuficiência cardíaca.

 ## REFERÊNCIAS BIBLIOGRÁFICAS

208. Ekelund UEG, Harrison RW, Shokek O, et al. Intravenous allopurinol decreases myocardial oxygen consumption and increases mechanical efficiency in dogs with pacing-induced heart failure. Circ Res. 1999;85:437-45.

209. Cappola TP, Kass DA, Nelson GS, et al. Allopurinol improves myocardial efficiency in patients with idiopathic dilated cardiomyopathy. Circulation. 2001;104:2407-11.

210. Pérez NG, Gao WD, Marbán E. Novel myofilament calcium-sensitizing property of xanthine oxidase inhibitors. Circ Res. 1998;83:423-30.

211. Farquharson CA, Butler R, Hill A, Belch JJ, Struthers AD. Allopurinol improves endothelial dysfunction in chronic heart failure. Circulation. 2002;106:221-6.

212. Butler R, Morris AD, Belch JJF, Hill A, Struthers AD. Allopurinol normalizes endothelial dysfunction in type 2 diabetics with mild hypertension. Hypertension. 2000;35:746-51.

213. Guthikonda S, Sinkey C, Barenz T, Haynes WG. Xanthine oxidase inhibition reverses endothelial dysfunction in heavy smokers. Circulation. 2003;107:416-21.

214. George J, Carr E, Davies J, et al. High-dose allopurinol improves endothelial function by profoundly reducing vascular oxidative stress and not by lowering uric acid. Circulation. 2006;114:2508-16.

215. Hare JM, Johnson RJ. UA predicts clinical outcomes in HF: insights regarding the role of XO and UA in disease pathophysiology. Circulation. 2003;107:1951-53.

216. Cappola TP, Kass DA, Nelson GS, et al. Allopurinol improves myocardial efficiency in patients with idiopathic dilated cardiomyopathy. Circulation. 2001;104:2407-11.

217. Stull LB, Leppo MK, Szweda L, Gao WD, Marbán E. Chronic treatment with allopurinol boosts survival and cardiac contractility in murine postischemic cardiomyopathy. Circ Res. 2004;95:1005-11.

218. Minhas KM, Saraiva RM, Schuleri KH, et al. Xanthine oxidoreductase inhibition causes reverse remodeling in rats with dilated cardiomyopathy. Circ Res. 2006;98:271-9.

219. Doehner W, Schoene N, Rauchhaus M, Leyva-Leon F, Pavitt DV, Reaveley DA, et al. Effects of xanthine oxidase inhibition with allopurinol on endothelial function and peripheral blood flow in hyperuricemic patients with chronic heart failure. Circulation. 2002;105:2619-24.

220. Saugstad OD. Role of xanthine oxidase and its inhibitor in hypoxia: reoxygenation injury. Pediatrics. 1996;98:103-7.

221. Harzand A, Tamariz L, Hare JM. Uric acid, heart failure survival, and the impact of xanthine oxidase inhibition. Congest Heart Fail. 2012;18:179-82.

222. Roch-Ramel F, Guisan B, Diezi J. Effects of uricosuric and antiuricosuric agents on urate transport in human brush-border membrane vesicles. J Pharmacol Exp Ther. 1997;280:839-45.

223. Hare JM, Johnson RJ. Uric acid predicts clinical outcomes in heart failure: insights regarding the role of xanthine oxidase and uric acid in disease pathophysiology. Originally published 22 Apr 2003 Circulation. 2003;107:1951-95.

224. Ruggiero C, Cherubini A, Ble A, Bos AJG, Maggio M, Dixit VD, et al. Uric acid and inflammatory markers. Eur Heart J. 2006;27(10):1174-81. doi:10.1093/eurheartj/ehi879.

225. Leyva F, Anker S, Swan JW, et al. Serum uric acid as an index of impaired oxidative metabolism in chronic heart failure. Eur Heart J. 1997;18:858-65.

226. Amado LC, Saliaris AP, Raju SVY, et al. Xanthine oxidase inhibition ameliorates cardiovascular dysfunction in dogs with pacing-induced heart failure. J Mol Cell Cardiol. 2005;39:531-6.

227. Berry CE, Hare JM. Xanthine oxidoreductase in the cardiovascular system: molecular mechanisms and pathophysiologic implications. J Physiol (Lond). 2004;555:589-606.

228. Hare JM, Mangal B, Brown J, et al. Impact of oxypurinol in patients with symptomatic heart failure. Results of the OPT-CHF study. J Am Coll Cardiol. 2008;51:2301-9.

229. Wu X, Jian G, Tang Y, Cheng H, Wang N, Wu J. Asymptomatic hyperuricemia and incident congestive heart failure in elderly patients without comorbidities. Nutr Metab Cardiovasc Dis. 2019 Dec 23. pii: S0939-4753(19)30457-0. doi:10.1016/j.numecd.2019.12.008.

230. Anker S, Doehner W, Rauchaus M, et al. Uric acid and survival in chronic heart failure: validation and application in metabolic, functional, and hemodynamic staging. Circulation. 2003;107:1991-7.

231. Huang H, Huang B, Li Y, Huang Y, Li J, Yao H, et al. Uric acid and risk of heart failure: a systematic review and meta-analysis. Eur J Heart Fail. 2014 Jan;16(1):15-24. doi:10.1093/eurjhf/hft132. Epub 2013 Dec 3.

232. Krishnan E. Gout and the risk for incident heart failure and systolic dysfunction. BMJ Open. 2012;(2):e000282. doi:10.1136/bmjopen-2011-000282.

233. Khan A, Shah MH, Khan S, Shamim U, Arshad S. Uric acid level in the severity of congestive heart failure (CHF). Pak J Med Sci. 2017 Mar-Apr; 33(2):330-4. doi:10.12669/pjms.332.11779.

234. Siddiki C, Anastase D, Solange DM, Clement ANJ. Assessing serum uric acid levels in heart failure: a multicentred study in cameroon. Acta Scientific Nutricional Health. 2019 Mar;3(Issue 3). CHF. Lowing uric acid is expected to be a new approach for prevention and therapy of HF.

235. Tamariz L, Harzand A, Palacio A, Verma S, Jones J, Hare J. Uric acid as a predictor of all-cause mortality in heart failure: a meta-analysis. Congest Heart Fail. 2011;17:25-30.

236. Alimonda AL, Núñez J, Núñez E, Husser O, Sanchis J, Bodí V, et al. Hyperuricemia in acute heart failure: more than a simple spectator? Eur J Intern Med. 2009 Jan;20(1):74-9. doi:10.1016/j.ejim.2008.04.007. Epub 2008 Jun 10.

237. Jankowska EA, Ponikowska B, Majda J, Zymlinski R, Trzaska M, Reczuch K, et al. Hyperuricaemia predicts poor outcome in patients with mild to moderate chronic heart failure. Int J Cardiol. 2007 Feb 7;115(2):151-5.

5

Acidente vascular encefálico e suas relações com o ácido úrico e a gota

Nas últimas décadas, vários estudos tentam estabelecer uma correlação entre a concentração sérica do AU e o risco de incidência de acidente vascular encefálico (AVE). Analisa-se também se sua elevação exerce algum tipo de influência nos resultados neurológicos a curto e longo prazo de pacientes acometidos.

O ácido úrico se destaca como um dos antioxidantes mais essenciais no organismo humano, com uma concentração quase 10 vezes maior que a de outros antioxidantes. Atua como um supressor de radicais livres, protegendo o cérebro contra danos oxidativos e prevenindo dessa forma, piores resultados neurológicos pós-AVE.[238-239] Existem, porém, várias pesquisas científicas demonstrando que a hiperuricemia é responsável por um aumento tanto na incidência quanto na mortalidade por AVE.[240-242] Acredita-se que entre os fatores que determinam essa discordância observada entre os estudos estão variáveis metodológicas, como o tamanho da amostra, os valores de corte, as características da população representativa – como diferenças geográficas, etnia, gênero, idade, fatores socioeconômicos – e os métodos utilizados para conduzir o estudo.

Estudos em animais mostraram que a administração do AU ou de análogos protege o cérebro contra danos isquêmicos, minimizando o tamanho do infarto e a deficiência neurofuncional.[243] Alguns estudos têm demonstrado que a administração combinada de AU com ativador de plasminogênio tecidual recombinante (rtPA) pode produzir uma redução da infiltração neutrofílica cerebral pós-isquêmica, no edema cerebral e no tamanho do infarto.[244] Os efeitos neuroprotetores do AU conduziram a ensaios clínicos em humanos, que revelaram uma combinação de resultados favoráveis e desfavoráveis. Um experimento piloto para tratamento de pacientes com AVE utilizando rtPA demonstrou que a administração do AU é segura, além de obter resultados favoráveis, como a diminuição de agentes causadores de estresse oxidativo.[245]

No âmbito geral, esses achados são apoiados por uma metanálise publicada em 2016, na qual foram revistos e avaliados 10 estudos com 8.131 pacientes com AVE isquêmico. A análise demonstrou que os pacientes que apresentaram níveis séricos elevados de AU no início da instalação do quadro de AVE apresentaram um resultado clínico favorável, apontando assim para uma possível natureza protetora.[246] Por outro lado, consolidando a enorme controvérsia que o assunto embute, vários são os mecanismos propostos que podem resultar em um papel neurotóxico desenvolvido pelo AU. Esses vão desde a redução da síntese do óxido nítrico (NO) com consequente disfunção endotelial, eventualmente progredindo para aterosclerose intracraniana e alterações na cascata de coagulação, podendo levar à formação de trombos e oclusão arterial, até a elevação de citocinas, aumentando a morbidade cerebrovascular em função da exacerbação da resposta inflamatória.[247] Entre as propriedades antioxidantes que o AU parece possuir, alguns autores acreditam que possa exercer proteção contra a doença de Parkinson e Alzheimer, possivelmente mediante ação sobre os radicais livres de oxigênio. Ao mesmo tempo, sua elevação sérica, que comumente acompanha diabetes, obesidade e doenças cardíacas, é considerada por muitos autores um fator de risco bem estabelecido para o AVE. Schretlen et al. obtiveram e analisaram exames de ressonância nuclear magnética cerebral (RNMC) de 85 homens e 92 mulheres entre 20-92 anos de idade. Todos os participantes apresentaram níveis séricos normais de urato. É de conhecimento que existem diferenças de gênero na classificação das faixas normais de AU. As concentrações séricas no sexo masculino são cerca de 1 mg/dL maiores que as das mulheres. Nesse estudo, os níveis de AU variaram de 1,6-8,2 mg/dL para homens e de 1,5-7,2 mg/dL para mulheres. Dentro desses limites, para o estabelecimento de uma metodologia analítica comparativa, as concentrações maiores ou iguais a 5,75 mg/dL para homens e 4,8 mg/dL para mulheres foram classificadas como "normais-altas". Esses indivíduos ("normais-altos") apresentaram nas imagens de RNMC uma área de hiperintensidade da substância branca 2,6 vezes maior do que aqueles com AU no valor médio ou baixo. Entre os indivíduos com 60 anos de idade ou mais, essa proporção aumentou em 4-5 vezes o volume, comparado com os demais. Isso representa cerca de 2,7-5,9 vezes maior chance de perda de 25% nas medidas de velocidade de pensamento e memória. Essas áreas caracterizadas por grandes volumes agregados de hiperintensidade são também denominadas miniacidentes vasculares encefálicos, que ocorrem habitualmente quando as células cerebrais são submetidas a hipóxia. Acreditam os autores que os níveis levemente elevados de ácido úrico estão associados a um aumento da carga de patologia isquêmica cerebral, principalmente em adultos mais velhos, aumentando as chances de ocorrência de mini AVEs, com um consequente declínio cognitivo leve. Esses resultados delineiam a potencial patogênese dessa associação, embora acreditem que o delineamento de ensaios clínicos terapêuticos para hiperuricemia deva ser conduzido, com o intuito de avaliar um possível papel no tratamento ou prevenção da isquemia crônica do cérebro.[248-249]

Outros estudos têm comprovado esses resultados, embora as dúvidas acerca dos reais mecanismos fisiopatológicos envolvidos ainda persistam. A hiperuricemia foi também associada à piora da memória de trabalho em um estudo de coorte com mulheres idosas cognitivamente saudáveis,[250] bem como com atrofia da substância branca, menor velocidade de processamento da informação, diminuição da funcionalidade executiva[251] e isquemia cerebral.[248]

Aumentando mais ainda o grau de controvérsias, a elevação dos níveis séricos do AU ao longo do tempo se associou a um benefício potencial para o domínio da atenção e velocidade de processamento entre os homens mais idosos, ao mesmo tempo que mostrou um declínio cognitivo mais rápido na memória visual e na habilidade de construção visual. Os autores desses estudos acreditam que esse comportamento paradoxal pode ser atribuído, pelo menos em parte, à sua função antioxidante (principalmente no plasma) e oxidativa (principalmente intracelular), exercida nos neurônios.[252-253]

Uma pesquisa bibliográfica dos bancos de dados eletrônicos do *PubMed* foi realizada até maio de 2019, na busca de estudos relacionados à incidência de AVE e os níveis séricos do urato. Bibliografias e citações dos artigos recuperados foram pesquisadas para maior consistência nas referências. Em uma análise mais aprofundada, de acordo com os critérios de inclusão e exclusão predeterminados, apenas 21 estudos constituindo dados de 1.100.888 pessoas estão incluídos nessa revisão. Os resultados podem ser divididos em duas classificações mais amplas – uma para os níveis de AU e a incidência de AVE, enquanto a outra analisou os níveis de AU em sobreviventes de AVE e seu impacto no resultado funcional tardio.

O objetivo dessa revisão foi verificar, à luz dos conhecimentos atuais, a associação entre ácido úrico e acidente vascular encefálico isquêmico e se os tratamentos para redução da hiperuricemia trariam algum benefício. Uma conclusão extraída dessa revisão é que altos níveis de AU afetam negativamente o bem-estar físico dos indivíduos, ativando um ciclo de eventos que envolvem mecanismos de ação inflamatória e oxidativa que, por fim, podem levar a um quadro de AVE. Podemos, portanto, relatar que altos níveis de ácido úrico ou hiperuricemia estão associados a um aumento da incidência de AVE e são um forte indicador de resultado funcional negativo após acidente vascular encefálico.[254]

Embora muitos estudos tenham demonstrado forte e positiva associação entre o AVE e os níveis séricos de AU, os estudos conduzidos por Koton et al., Jee et al., Sakata et al.,[255-257] não conseguiram estabelecer uma concreta correlação. Pacientes idosos teriam um risco 2 vezes maior de serem acometidos por um AVE.[258-262] Isso está de acordo com alguns estudos anteriormente relatados, por exemplo, o *Tromsø study*, conduzido na Noruega com 5.700 indivíduos durante um período de acompanhamento de 12,5 anos. Esse estudo demonstrou o AU sérico associado à mortalidade por todas as causas em homens e mulheres e a um risco aumentado de 31% de AVE em homens, mesmo após ajustes para PA, TFG estimada, razão albumina/creatinina urinária, ingestão de medicamentos e fatores de risco CV tradicionais.[259] Mas, entre os diferentes autores, é quase consensual que as evidências para apoiar a hipótese do efeito neuroprotetor do AU em situações de AVE isquêmico ainda são insuficientes. Estudos adicionais e ensaios clínicos são, portanto, recomendados.

Em interessante estudo, conduzido exclusivamente com mulheres nos EUA, Jimenez et al. relataram que cada aumento de 1 mg/dL na concentração de AU sérico estava associado a um risco 15% maior de AVE isquêmico.[261] Alguns autores defendem a tese de que tanto os níveis elevados quanto os níveis reduzidos do AU sérico podem ser prejudiciais, constituindo um gráfico estatístico morfológico em forma de U.

Kuo et al. avaliaram as associações entre os níveis séricos de ácido úrico e a mortalidade em 354.110 indivíduos sem histórico de gota avaliados no *Chang Gung Memorial Hospital*, em Taiwan. Modelos de regressão de Cox foram utilizados para estimar as taxas de risco (IC 95%) de mortalidade em 6 níveis séricos de AU predefinidos ≥ 0,66 mmol/L, após ajuste para idade, sexo, níveis de urato sérico, taxa de filtração glomerular estimada, glicemia de jejum, colesterol total, histórico de hipertensão, *diabetes mellitus*, doença cardíaca coronariana, acidente vascular encefálico, insuficiência cardíaca ou doença renal crônica. Houve 33.562 mortes por todas as causas durante o período do estudo. As taxas brutas de mortalidade por 1.000 pessoas-ano, para os diferentes níveis predefinidos de urato, foram: < 0,17 mmol/L: 52,5, de 0,18-0,29 mmol/L: l9,7, de 0,30-0,41 mmol/L: 17,4, de 0,42-0,53 mmol/L: 20, de 0,54-0,65 mmol/L: 28 e ≥ 0,66 mmol/L: 41,1. Concluíram que indivíduos com níveis de ácido úrico sérico situados em ambos os extremos (níveis muito elevados e níveis muito baixos) têm maior risco de mortalidade por todas as causas e mortalidade cardiovascular. Os níveis de urato de 0,30-0,41 mmol/L foram associados a menor taxa de mortalidade e devem ser considerados ótimos.[263]

Resultados similares foram obtidos por Yang et al.[264] em uma avaliação funcional tardia de 710 pacientes (3 meses após AVE isquêmico) com achados que também indicaram uma relação não linear em forma de U. Outro estudo fortalecendo essa tese foi publicado por Seet et al., que observaram uma relação não linear entre o AU e os resultados observados 1 ano após o AVE e documentaram melhor evolução funcional para aqueles pacientes com concentrações séricas de ácido úrico entre 0,28-0,32 mmol/L.[238] Assim, acreditam alguns autores, o AU sérico pode exibir efeitos protetores ou prejudiciais, dependendo diretamente de sua concentração sérica.

Nesta outra análise, com avaliações efetuadas na alta hospitalar, 30 dias, 90 dias ou um ano após o quadro inicial de AVE, desfechos desfavoráveis foram definidos como morte ou resultados neurológicos funcionais limitantes, conforme definido pela Escala de Rankin Modificada (mRS),[265] com pontuação superior a 2. Dois estudos analisaram a evolução pós-AVE, em função do aumento dos níveis séricos de AU. Wu et al. acompanharam 1.452 pacientes com AVE isquêmico agudo e 380 pacientes com hemorragia cerebral, avaliando a relação entre os níveis de AU e os resultados neurológicos (escala de Rankin modificada [mRS] com pontuação superior a 2) de morte por todas as causas e eventos vasculares, incluindo a recorrência do AVE aos 14 dias, 90 dias e 1 ano após o quadro agudo. Utilizou-se análise de regressão logística múltipla para mostrar que níveis séricos mais baixos de ácido úrico previram independentemente piores resultados funcionais (mRS > 2, *odds ratio* – OR 0,335, IC 95%, 164-684, p: 0,003), e eventos vasculares no primeiro ano após o quadro agudo de AVE isquêmico. Na análise univariada, os níveis séricos de ácido úrico não estiveram correlacionados com os resultados em pacientes com hemorragia cerebral.[266]

Já no estudo de Dawson et al., os níveis de urato não estiveram associados independentemente a piores resultados.[267] Weir et al., acompanhando cerca de 2.500 sobreviventes de um AVE, demonstraram que a elevação de 1,7 mg/dL no nível de urato estava associada a um risco aumentado de AVE em 27%, antecipando piores resultados e mais altas taxas de novos eventos vasculares.[268]

Mais recentemente, uma análise de Mapoure et al. confirmou esses resultados, relatando que aqueles pacientes que se encontravam nos intervalos mais altos de quintis do AU – valores de 7,1-8,4 mg/dL e acima de 8,5 mg/dL – tinham maior proporção de mortes e eram estatisticamente mais propensos a obterem piores resultados.[269] Por outro lado, Miedema et al. analisaram amostras de sangue de 226 pacientes com AVE e não encontraram qualquer correlação entre o AU sérico e a probabilidade de AVE isquêmico agudo no seguimento de curto ou longo prazo.[270] Esses dados demonstram de forma clara as controvérsias que ainda existem acerca dessa possível associação.

Em uma população composta por quatro comunidades japonesas foi realizado um estudo de coorte prospectivo com 5.235 homens e 8.185 mulheres com idades variando entre 40-79 anos na linha de base, entre os anos de 1985 e 1994. Os indivíduos selecionados não tinham histórico de AVE ou de DAC, nem faziam uso de medicamentos para hiperuricemia ou gota. Os modelos de riscos proporcionais de Cox foram utilizados para estimar as taxas de risco de AVE e seus tipos, com relação aos níveis de urato sérico. Durante um acompanhamento médio de 23,1 anos, foi registrada a incidência de 1.018 AVE (488 homens e 530 mulheres), incluindo 222 hemorragias intraparenquimatosas (99 homens e 123 mulheres), 113 hemorragias subaracnóideas (33 homens e 80 mulheres) e 667 acidentes isquêmicos (347 homens e 320 mulheres). Após ajustes para idade, dados demográficos da comunidade e fatores de risco CV conhecidos, as taxas de risco multivariáveis (IC 95%), no sexo feminino, comparando o quintil mais alto *vs.* o mais baixo de AU sérico, foram de 1,45 (1,07-1,96) para o AVE total, 1,20 (0,65-2,20) para a hemorragia intraparenquimatosa, 1,46 (0,69-3,09) para hemorragia subaracnóidea e 1,61 (1,07-2,41) para AVE isquêmico. As taxas de risco multivariáveis correspondentes (IC 95%) nos homens foram 1,02 (0,74-1,35) para o AVE total, 0,83 (0,40-1,72) para a hemorragia intraparenquimatosa, 1,19 (0,38-3,75) para hemorragia subaracnóidea e 1 (0,70-1,41) para AVE isquêmico. Em conclusão, o nível sérico elevado de AU mostrou-se um preditor independente do AVE total em mulheres, mas não em homens. A associação positiva nas mulheres foi atribuída principalmente ao AVE isquêmico e foi mais pronunciada entre as não usuárias de medicamentos anti-hipertensivos.[271]

Outro estudo de origem japonesa procurou investigar a possível associação entre o AU sérico e a incidência de AVE não fatal em uma população japonesa da comunidade. Foi utilizado um banco de dados nacionais de 155.322 indivíduos (40-73 anos, 39% do sexo masculino) que participaram de uma avaliação médica anual – "Verificação e orientação de saúde específica no Japão" no período de 2008 a 2010. Foram examinadas as relações entre os quintis dos níveis séricos de AU na linha de base e a incidência de AVE não fatal durante um período de estudo de 2 anos, utilizando dados autorrelatados. A análise mostrou que a incidência bruta de AVE não fatal esteve significativamente associada aos níveis séricos de AU na linha de base. Os valores mais baixos dos níveis séricos de AU foram observados nos indivíduos do terceiro quintil (Q3: homens, 5-5,6 mg/dL; mulheres, 3,8-4,3 mg/dL), e os valores mais elevados no quinto quintil (Q5: homens $\geq$ 7,1 mg/dL, mulheres $\geq$ 5,5 mg/dL), em ambos os sexos (p <0,05). Na análise de regressão logística ajustada multivariada, a razão de chances (OR) do grupo Q5 foi significativamente maior do que no grupo Q3 (homens: OR 1,26, IC 95%, 1,04-1,54, mulheres: OR 1,24, IC 95%, 1-1,48). Concordante com outros estudos, os níveis séricos de AU do quintil Q5 (mais elevado) tiveram a maior correlação para a incidência de AVE, independentemente de características como idade, sexo e função renal. Esse estudo demonstrou, uma vez mais, que o AU sérico está independentemente associado à incidência de AVE não fatal na população japonesa em geral.[272]

Com o objetivo de avaliar a associação temporal entre hiperuricemia e eventos cardíacos e mortalidade na população chinesa geral, incluindo grupos de baixo risco, analisou-se também a associação com AVE isquêmico. Foi um estudo de coorte prospectivo de 41.879 homens e 48.514 mulheres com idade > 35 anos, utilizando dados obtidos do *MJ Health Screening Centers*, em Taiwan. A mortalidade por todas as causas, doença cardiovascular total, AVE isquêmico, ICC, doença hipertensiva e DAC foi comparada de acordo com o aumento dos níveis séricos de AU. Um total de 1.151 eventos (21,2%) com 5.427 óbitos totais foi atribuído à doença cardiovascular (seguimento médio de 8,2 anos). As taxas de risco (HR) para hiperuricemia (nível sérico de AU > 7 mg/dL) foram estimadas com base no modelo de regressão de Cox após ajustes para idade, sexo, IMC, colesterol, triglicerídeos, DM2, HAS, tabagismo intenso e consumo frequente de álcool. A taxa de risco para AVE isquêmico foi de 1,35 (p = 0,02). Além disso, em um subgrupo de baixo risco metabólico, as taxas de risco para mortalidade por todas as causas e morbidade cardiovascular total foram 1,24 (p = 0,02) e 1,48 (p = 0,16), respectivamente. Concluem que a hiperuricemia foi um fator de risco, independentemente de mortalidade por todas as causas, doença cardiovascular total e AVE isquêmico na população geral de Taiwan, em grupos de alto risco e potencialmente em grupos de baixo risco.[273]

O papel do AU sérico como fator de risco para AVE isquêmico agudo também é controverso, e há informações limitadas sobre o assunto. Um estudo foi realizado para avaliar os níveis séricos de AU em pacientes com AVE isquêmico agudo e estimar seu real potencial de risco. Foi um estudo prospectivo de controle de caso realizado no departamento de Medicina do Instituto de Ciências Médicas e Pesquisa Sri Guru Ramdas, Vallah, Sri Amritsar, Punjab, Índia, de janeiro de 2015 a julho de 2016. Foram incluídos 50 casos de AVE isquêmicos agudos, comparando-os com o mesmo número de controles saudáveis de acordo com a idade e o sexo. Os níveis séricos de AU foram medidos nas primeiras 24 horas após a instalação do AVE. O escore da escala de coma de Glasgow (GCS)[274] foi individualmente calculado para os casos no momento da admissão. O nível sérico médio de AU nos pacientes acometidos foi de 6,15 ± 1,91 mg/dL, enquanto nos controles foi de 5,1 ± 1,4 mg/dL. A diferença dos níveis séricos de AU entre casos e controles foi estatisticamente significante (p = 0,0054). Pacientes com piores índices no escore da escala de coma de Glasgow (GSC) apresentaram níveis médios séricos de AU mais elevados em comparação com pacientes com pontuação GCS com alteração leve ou moderada, estatisticamente significante (p = 0,0426). Concluíram os autores que o AU sérico pode ser usado tanto como marcador para sinalizar um aumento de risco quanto para consolidar uma estratificação de risco após um acidente vascular encefálico agudo.[275]

Esta outra análise, avaliando praticamente os mesmos propósitos do estudo anterior, procurou correlacionar os níveis séricos de AU como possível fator de risco e seu significado prognóstico em pacientes com um quadro de AVE agudo. Foram estudados 110 pacientes acometidos de AVE agudo, admitidos com medição dos níveis de AU nas primeiras 48 horas após a internação. Foram acompanhados 66 homens e 44 mulheres, dos quais 63 com quadro de AVE hemorrágico e 47 com quadros isquêmicos. A média dos níveis séricos de AU foi de 6,69 ± 2,34 mg/dL, significativamente maior que os controles pareados por idade e sexo. Cinquenta por cento dos casos foram considerados hiperuricêmicos. A média dos níveis séricos de AU foi maior em homens, idosos (> 60 anos), diabéticos, hipertensos, dislipidêmicos e pacientes com AVE isquêmico, embora sua diferença não tenha sido estatisticamente significante. Os pacientes que morreram tinham também média de urato significativamente maior do que aqueles que sobreviveram. O estudo concluiu que os níveis séricos do AU foram significativamente mais elevados em pacientes com AVE agudo, associados a maior mortalidade, notadamente em pacientes com AVE tipo isquêmico.[276]

Ainda revendo situações agudas, esse estudo procurou estimar os níveis de AU em 100 pacientes com AVE isquêmico estudados juntamente com 100 controles. Os níveis séricos de AU, assim como fatores de risco para AVE como HAS, DM2, síndrome metabólica (SM), tabagismo e obesidade foram analisados nos casos e nos controles. O escore modificado da escala de acidente vascular encefálico (*Modified NIH stroke scale/score* – mNIHSS) foi calculado na admissão e antes da alta.[277] Dos 100 pacientes envolvidos, 63 eram do sexo masculino. O nível médio de AU nos casos foi de 6,48 ± 1,92 mg/dL, e nos controles de 5,09 ± 1,07 mg/dL, sendo mais alto entre os homens, sem diferença estatisticamente significante (p = 0,085). O nível médio do AU sérico em hipertensos (6,42 ± 1,85 mg/dL) foi maior do que o observado em normotensos (5,49 ± 1,55 mg/dL), assim como em pacientes diabéticos (6,85 ± 1,86 mg dL, faixa 3,1-12 mg/dL) comparados aos não diabéticos (5,56 ± 1,58 mg/dL, faixa 2,1-11 mg/dL) (p = 0,00). Igual comportamento foi observado quando se compararam pacientes com sobrepeso: 6,48 ± 1,65 mg/dL (variação de 2,1-9,9 mg/dL) comparados aos pacientes com peso normal: de 5,55 ± 1,65 (variação de 2,1-12 mg/dL), e pacientes com síndrome metabólica: 6,82 ± 1,62 mg/dL (variação de 2,1-10 mg/dL) e 5,45 ± 1,59 mg/dL (variação de 2,1-12 mg/dL), comparados aos sem síndrome metabólica. Também foram significativamente maiores entre os fumantes em comparação aos não fumantes (6,36 ± 1,78 *vs.* 5,69 ± 1,67, p = 0,05), assim como nos pacientes que morreram em comparação aos que sobreviveram e receberam alta hospitalar (p = 0,00). Houve uma correlação positiva significativa entre o AU e o escore da escala de AVE do NIH (p < 0,05). Com conclusões semelhantes às observadas no estudo de Prasad et al.,[277] os autores afirmam que os níveis séricos do AU podem ser usados não só como marcadores de maior risco de AVE, como também para sua estratificação de risco.[278]

Vários estudos populacionais já demonstraram que indivíduos com *diabetes mellitus* não insulinodependentes (DMNID) têm um risco 2-4 vezes maior de acometimento de todas as manifestações de doença vascular aterosclerótica, incluindo AVE, em comparação com indivíduos não diabéticos.[279-281] Recentemente o AU sérico foi também associado à resistência insulínica.[282-283] O aumento do risco de AVE é apenas parcialmente explicado pelos intrínsecos efeitos adversos do DMNID nos fatores de risco clássicos[284] ou nos fatores associados à hiperinsulinemia (níveis elevados de triglicerídeos totais, diminuição do colesterol HDL, hipertensão e intolerância à glicose).[285]

Portanto, esse estudo procurou examinar o papel do AU sérico como preditor de AVE em pacientes com DMNID livre de nefropatia clínica (isto é, considerados aqueles com um nível sérico de creatinina de ≤ 120 mcmol/L). Os fatores de risco cardiovascular foram determinados em 1.017 pacientes (551 homens e 466 mulheres) portadores de DMNID, com idades variando entre 45-64 anos no início do estudo. Os pacientes foram acompanhados por 7 anos com relação a eventos vasculares cerebrais. Durante o período de acompanhamento, 31 pacientes (12 homens [2,2%] e 19 mulheres [4,1%]) morreram de AVE, e 114 pacientes (55 homens [10,0%] e 59 mulheres [12,7%]) foram acometidos de um AVE fatal ou não fatal. A incidência de AVE aumentou significativamente por quartis dos níveis séricos de AU (p < 0,001). Altos níveis de AU (acima do valor mediano de > 295 mcmol/L) estiveram significativamente associados a maior risco de AVE fatal e não fatal, avaliado pela análise de regressão de Cox (razão de risco de 1,93-1,30 a 2,86 – p = 0,001). Essa associação permaneceu estatisticamente significativa mesmo após o ajuste para todos os fatores de risco CV (razão de risco de 1,91-1,24 a 2,94 – p = 0,003). Os resultados indicam que a hiperuricemia é um forte preditor de AVE em pacientes de meia-idade com DMNID, independentemente de outros fatores de risco cardiovascular, concluem os autores.[286]

Ficam cada vez mais claras as incertezas que ainda persistem acerca do estabelecimento de um real protagonismo do AU na incidência do acidente vascular encefálico e em suas intrínsecas complicações e sequelas. Ao mesmo tempo que se destaca como um potente e importante agente antioxidante, protegendo o cérebro inclusive contra a doença de Parkinson e Alzheimer, além de prevenir piores resultados neurológicos pós-AVE, pesquisas científicas têm demonstrado que pode também ser responsável por desenvolver um papel neurotóxico com um aumento tanto na incidência quanto na mortalidade por AVE. A elevação sérica de seus níveis, demonstraram alguns estudos, parece aumentar as chances da ocorrência de miniacidentes vasculares encefálicos, podendo levar a um declínio cognitivo leve, que fisiologicamente se associaria a uma piora da memória de trabalho, bem como a uma atrofia da substância branca, menor velocidade de processamento da informação, diminuição da funcionalidade executiva e isquemia cerebral.

Há, ainda, um grupo de pesquisadores que defende a tese de que tanto os níveis elevados quanto os níveis reduzidos do AU sérico podem ser prejudiciais, constituindo um gráfico estatístico morfológico em forma de U.

Resultados obtidos de inúmeros estudos correlacionam a elevação de seus níveis à mortalidade, por todas as causas, a um risco maior de AVE isquêmico, a maiores chances de recidiva de quadros vasculares tanto em grupos de alto como potencialmente de baixo risco. Classificam potencialmente o AU sérico como um marcador de grande utilidade para consolidar uma estratificação de risco após um acidente vascular encefálico.

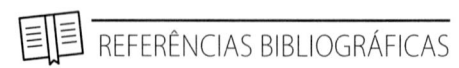 REFERÊNCIAS BIBLIOGRÁFICAS

238. Seet RCS, Kasiman K, Gruber J, et al. Is uric acid protective or deleterious in acute ischemic stroke? A prospective cohort study. Atherosclerosis. 2010;209:215-9.
239. Becker BF. Towards the physiological function of uric acid. Free Radic Biol Med. 1993; 14:615-31. 10.1016/0891-5849(93)90143-I.
240. Kamei K, Konta T, Hirayama A, et al. Associations between serum uric acid levels and the incidence of nonfatal stroke: a nationwide community-based cohort study. Clin Exp Nephrol. 2017;21:497-503. 10.1007/s10157-016-1311-7.
241. Storhaug HM, Norvik JV, Toft I, et al. Uric acid is a risk factor for ischemic stroke and all-cause mortality in the general population: a gender specific analysis from The Tromso Study. BMC Cardiovasc Disord. 2013;13:115. 10.1186/1471-2261-13-115.
242. Gerber Y, Tanne D, Medalie JH, Goldbourt U. Serum uric acid and long-term mortality from stroke, coronary heart disease and all causes. Eur J Cardiovasc Prev Rehabil. 2006, 13:193-198. 10.1097/01.hjr.0000192745.26973.00.
243. Aliena-Valero A, López-Morales MA, Burguete MC, Castelló-Ruiz M, Jover-Mengual T, Hervás D, et al. Emergent uric acid treatment is synergistic with mechanical recanalization in improving stroke outcomes in male and female rats. Neuroscience. 2018 Sep 15;388:263-73.
244. Kim JS. tPA helpers in the treatment of acute ischemic stroke: are they ready for clinical use? J Stroke. 2019 May;21(2):160-74. Published online 2019 May 31. doi:10.5853/jos.2019.00584.
245. Kikuchi K, Setoyama K, et al. Uric acid enhances alteplase-mediated thrombolysis as an antioxidante. Sci Rep. 2018;8:15844. Published online 2018 Oct 26. doi:10.1038/s41598-018-34220-1.
246. Wang Z, Liu Y, Lin Y, Chen Y. Serum uric acid levels and outcomes after acute ischemic stroke. Molecular Neurobiology. 2015 Mar;53(3). doi:10.1007/s12035-015-9134-1.
246. Chien KL, Hsu HC, Sung FC, Su TC, Chen MF, Lee YT. Hyperuricemia as a risk factor on cardiovascular events in Taiwan: the Chin-Shan Community Cardiovascular Cohort Study. Atherosclerosis. 2005;183:147-55.
247. Hozawa A, Folsom AR, Ibrahim H, Javier Nieto F, Rosamond WD, Shahar E. Serum uric acid and risk of ischemic stroke: the Aric study. Atherosclerosis. 2006;187:401-7.
248. Schretlen DJ, Inscore AB, Vannorsdall TD, Kraut M, Pearlson GD, Gordon B, et al. Serum uric acid and brain ischemia in normal elderly adults. Neurology. 2007;69:1418-23.
249. Schretlen DJ, Inscore AB, Jinnah HA, Rao V, Gordon B, Pearlson GD. Serum uric acid and cognitive function in community- -dwelling older adults. Neuropsychology 2007; 21:136-40.

250. Vannorsdall TD, Kueider AM, Carlson MC, Schretlen DJ. Higher baseline serum uric acid is associated with poorer cognition but not rates of cognitive decline in women. Exp Gerontol. 2014;60:136-9.

251. Verhaaren BF, Vernooij MW, Dehghan A, Vrooman HA, de Boer R, Hofman A, et al. The relation of uric acid to brain atrophy and cognition: the Rotterdam Scan Study. Neuroepidemiology. 2013;41:29-34.

252. Beydoun MA, Canas JA, Dore GA, Beydoun HA, Rostant OS, Fanelli-Kuczmarski MT, et al. Serum uric acid and its association with longitudinal cognitive change among urban adults. J Alzheimers Dis. 2016;52:1415-30.

253. Sautin YY, Johnson RJ. Uric acid: the oxidant-antioxidant paradox. Nucleosides Nucleotides Nucleic Acids. 2008;27:608-19.

254. Tariq MA, Shamim SA, Rana KF, Saeed A, Malik BH. Serum uric acid: risk factor for acute ischemic stroke and poor outcomes. Cureus. 2019 Oct;11(10):e6007. Published online 2019 Oct 28. doi:10.7759/cureus.6007.

255. Koton S, Howard SC, Warlow CP, Murphy MFG, Rothwell PM. Serum urate predicts long--term risk 6f acute coronary events in women after a transient ischaemic attack and stroke. Cerebrovasc Dis. 2008;26:517-24.

256. Jee SH, Lee SY, Kim MT. Serum uric acid and risk of death from cancer, cardiovascular disease or all causes in men. Eur J Cardiovasc Prev Rehabil. 2004;11:185-91. 10.1097/01.hjr.0000130222.50258.22.

257. Sakata K, Hashimoto T, Ueshima H, Okayama A. Absence of an association between serum uric acid and mortality from cardiovascular disease: Nippon Data 80, 1980-1994. Eur J Epidemiol. 2001;17:461-8.

258. Kamei K, Konta T, Hirayama A, et al. Associations between serum uric acid levels and the incidence of nonfatal stroke: a nationwide community-based cohort study. Clin Exp Nephrol. 2017;21:497-503. 10.1007/s10157-016-1311-7.

259. Storhaug HM, Norvik JV, Toft I, et al. Uric acid is a risk factor for ischemic stroke and all--cause mortality in the general population: a gender specific analysis from The Tromso Study. BMC Cardiovasc Disord. 2013;13:115. 10.1186/1471-2261-13-115.

260. Holme I, Aastveit AH, Hammar N, Jungner I, Walldius G. Uric acid and risk of myocardial infarction, stroke and congestive heart failure in 417,734 men and women in the Apolipoprotein MOrtality RISk study (AMORIS). J Intern Med. 2009;266:558-570. 10.1111/j.1365--2796.2009.02133.x.

261. Jimenez MC, Curhan GC, Choi HK, Forman JP, Rexrode KM. Plasma uric acid concentrations and risk of ischaemic stroke in women. Eur J Neurol. 2016;23:1158-64. 10.1111/ene.12998.

262. Tu W, Wu J, Jian G, et al. Asymptomatic hyperuricemia and incident stroke in elderly Chinese patients without comorbidities. Eur J Clin Nutr. 2019;73:1392-402. 10.1038/s41430-019-0405-1.

263. Kuo CF, See LC, Yu KH, Chou IJ, Chiou MJ, Luo SF. Significance of serum uric acid levels on the risk of all-cause and cardiovascular mortality. Rheumatology. 2013;52:127-34. 10.1093/rheumatology/kes223.

264. Yang Y, Zhang Y, Li Y, Ding L, Sheng L, Xie Z, et al. U-shaped relationship between functional outcome and serum uric acid in ischemic stroke. Cell Physiol Biochem. 2018;47:2369-79. 10.1159/000491609.

265. Rankin J. Cerebral vascular accidents in patients over the age of 60: II. Prognosis, Scottish Medical Journal. 1957;2(5):200-15.

266. Wu H, Jia Q, Liu G, et al. Decreased uric acid levels correlate with poor outcomes in acute ischemic stroke patients, but not in cerebral hemorrhage patients. J Stroke Cerebrovasc Dis. 2014;23:469-75. 10.1016/j.jstrokecerebrovasdis.2013.04.007.

267. Dawson J, Lees KR, Weir CJ, Quinn T, Ali M, Hennerici MG, et al. Baseline serum urate and 90-day functional outcomes following acute ischemic stroke. Cerebrovasc Dis. 2009;28:202-3. 10.1159/000226580.

268. Weir CJ, Muir SW, Walters MR, Lees KR. Serum urate as an independent predictor of poor outcome and future vascular events after acute stroke. Stroke. 2003;34:1951-6. 10.1161/01. STR.0000081983.34771.D2.

269. Mapoure YN, Ayeah CM, Ba H, Hentchoya R, Luma HN. The prognostic value of serum uric acid in the acute phase of ischemic stroke in black Africans. J Stroke Cerebrovasc Dis. 2018;27:783-92. 10.1016/j.jstrokecerebrovasdis.2017.10.006.

270. Miedema I, Uyttenboogaart M, Koch M, Kremer B, de Keyser J, Luijckx G-J. Lack of association between serum uric acid levels and outcome in acute ischemic stroke. J Neurol Sci. 2012;319:51-5. 10.1016/j.jns.2012.05.019.

271. Li J, Muraki I, Imano H, Cui R, Yamagishi K, Umesawa M, et al. Serum uric acid and risk of stroke and its types: the Circulatory Risk in Communities Study (CIRCS). Hypertens Res. 2020. https://doi.org/10.1038/s41440-019-0385-5.

272. Kamei K, Konta T, Hirayama A, Ichikawa K, Kubota I, Fujimoto S, et al. Associations between serum uric acid levels and the incidence of nonfatal stroke: a nationwide community--based cohort study. Clin Exp Nephrol. 2017;21:497-503.

273. Chen JH, Chuang SY, Chen HJ, Yeh WT, Pan WH. Serum uric acid level as an independent risk factor for all-cause, cardiovascular, and ischemic stroke mortality: a Chinese cohort study. Arthritis Rheum. 2009 Feb 15;61(2):225-32. doi: 10.1002/art.24164.

274. Teasdale G, Jennett B. Assessment of coma and impaired consciousness: a practical scale. Lancet. 1974 Jul 13;2(7872):81-4.

275. *Kaur I, Khurana A, Sachdev JK, Mohan G. Evaluation of serum uric acid in acute ischaemic stroke. Internacional Journal of Advances in Medicina. 2017;4(1). http://dx.doi. org/10.18203/2349.ijam20170036.*

276. Prasad C, Dwivedi NC, Gupta P, Shukla SK, Shukla R, Yadav RK, et al. Serum uric acid level in patients of acute stroke. *Internacional Journal of Advances in Medicina. 2016;3(2).*

277. Brott T, Adams HP, Olinger CP, Marler JR, Barsan WG, Biller J, et al. Measurements of acute cerebral infarction: a clinical examination scale. Stroke. 1989;20:864-70.

278. Patil TB, Pasari A, Sargar KM, Shegokar VE. Serum uric acid levels in acute ischemic stroke: a study of 100 patients article (PDF available). Journal of Neurology Research, ISSN 1923-2845 print, 1923-2853 online, January 2011.

279. Pyörälä K, Laakso M, Uusitupa M. Diabetes and atherosclerosis: an epidemiologic view. Diabetes Metab Rev. 1987;3:463- 524.

280. Barrett-Connor E, Khaw K-T. Diabetes mellitus: an independent risk factor for stroke? Am J Epidemiol. 1988;128:116-23.

281. Wolff PA, D'Agostino RB, Belanger AJ, Kannel WB. Probability of stroke: a risk profile from the Framingham Study. Stroke. 1991;22:312-8.

282. Modan M, Halkin H, Karasik A, Lusky A. Elevated serum uric acid: a facet of hyperinsulinemia. Diabetologia. 1987;30:713-8.

283. Facchini F, Chen YDI, Hollenbeck CB, Reaven GM. Relationship between resistance to insulin-mediated glucose uptake, urinary uric acid clearance, and plasma uric acid concentration. JAMA. 1991;266:3008-1.

284. Bierman EL. Atherosclerosis in diabetes. Arterioscler Thromb. 1992;12:647-56. 14. World Health Organization. WHO Study Group on Diabetes Mellitus. Geneva, Switzerland: World Health Organization; 1985. World Health Organ Tech Rep Ser, No. 727.

285. Lehto S, Rönnemaa T, Pyörälä K, Laakso M. Predictors of stroke in middle-aged patients with non-insulin-dependent diabetes. Stroke. 1996;27:63-8.

286. Lehto S, Niskanen L, Rönnemaa T, Laakso M. Serum uric acid is a strong predictor of stroke in patients with non-insulin-dependent diabetes mellitus. Stroke. 1998 Mar;29(3):635-9.

6

Síndrome metabólica e *diabetes mellitus* e suas relações com o ácido úrico e a gota

Várias são as razões pelas quais se achou pertinente a inclusão da síndrome metabólica (SM) e do *diabetes mellitus* tipo 2 (DM2) na presente revisão. A doença CV é, atualmente, a causa de morte em cerca de 50-75% dos indivíduos portadores de DM2.[287] O risco de morte por DAC em pacientes com DM2 é semelhante àquele observado para indivíduos não diabéticos que sofreram um IAM prévio.[288] Indivíduos diabéticos com DCV têm pior prognóstico, apresentando menor sobrevida em curto prazo, maior risco de recorrência da doença e de insuficiência cardíaca congestiva, além de pior resposta ao tratamento cirúrgico.[289] Obviamente, a partir dessas informações, o DM2 vem ganhando cada vez maior importância entre os fatores de risco para DCV e até mesmo sendo efetivamente considerado uma doença cardiovascular.[290-291]

A Organização Mundial da Saúde (OMS) acredita que 1 em cada 11 pessoas no mundo seja portadora de DM2. Em 2014, a estatística apontava para 422 milhões de diabéticos – um salto em relação aos 108 milhões de 1980, com estimativas de alcançar 592 milhões em 2035.[292]

Só no Brasil, entre 2006 e 2016, segundo o Ministério da Saúde, houve um aumento de 60% no diagnóstico da doença, passando de 5,5% da população para 8,9% (cerca de 16 milhões de brasileiros). Mesmo após ajustes para potenciais fatores confundidores, o DM2 permaneceu associado com a idade ($\geq$ 40 anos), a escolaridade (< 8 anos de estudo), o estado conjugal (não casados), a obesidade, o sedentarismo, a HAS e a hipercolesterolemia.[293-295]

Biologicamente, o AU desempenha um papel importante no agravamento da resistência à insulina em modelos animais, inibindo a biodisponibilidade do óxido nítrico, essencial para a captação de glicose estimulada pela insulina. Estudos têm demonstrado que a hiperuricemia, precursora da gota, está fortemente associada à síndrome da resistência insulínica, sabidamente um fator de risco estabelecido para DM2.[296-297] Essa ligação se traduz em uma possível associação independente entre hiperuricemia e o risco futuro do desenvolvimento do DM2, embora poucos dados prospectivos sobre o tema estejam disponíveis, principalmente na população em geral. De fato, estudos de indivíduos com níveis baixos de glicose têm sugerido que a hiperuricemia é um fator de risco independente para DM2.[298-299] Mas, na verdade, esses achados exigem confirmação mediante obtenção de dados prospectivos da população em geral, principalmente com a inclusão de indivíduos jovens, que tendem a ter menos condições fisiopatológicas potencialmente confundidoras, associadas aos níveis de AU e ao DM2.

Os mecanismos biológicos subjacentes à associação entre o AU e desenvolvimento do DM2 continuam sendo motivo de debate. Como visto nos capítulos anteriores, a hiperuricemia pode levar à disfunção endotelial e à inibição do óxido nítrico, que, por sua vez, contribuem para a resistência à insulina e, portanto, levam potencialmente ao desenvolvimento do DM2. Isso é apoiado por descobertas de que a hiperuricemia induzida por frutose em ratos leva à resistência insulínica, juntamente com outros componentes da síndrome metabólica, e habitualmente essas condições se atenuam ou até mesmo se normalizam por meio da intervenção para a diminuição dos níveis séricos de AU.[300-301] No entanto, também é concebível que níveis séricos elevados de AU possam refletir uma condição orgânica de pré-diabetes, particularmente no nível renal. Níveis mais elevados de insulina associados ao pré-diabetes podem reduzir a excreção renal de ácido úrico,[302-304] por meio de sua interferência ao estimular o trocador de ânion-urato ou o cotransportador dependente de Na+ em membranas de borda em escova do túbulo proximal renal, aumentando dessa forma a absorção do urato renal.[305-306]

Dentro desse contexto, este estudo procurou examinar a associação independente entre os níveis séricos do AU e o risco futuro de desenvolvimento do DM2, utilizando dados prospectivos das coortes originais do *Framingham heart study* (n: 4.883) e dos descendentes (n: 4.292). Foram utilizados os modelos de Cox para estimar o risco relativo da incidência do DM2 com ajustes para idade, sexo, atividade física, consumo de álcool, tabagismo, hipertensão, IMC e níveis sanguíneos de glicose, colesterol, creatinina e triglicerídeos. Os autores limitaram a análise a 2.690 mulheres e 2.193 homens da coorte original e 2.243 mulheres e 2.049 homens da coorte de descendentes, que possuíam dados completos de acompanhamento e estavam livres do DM2 na linha de base. Foram considerados diabéticos aqueles pacientes que apresentaram níveis de glicose plasmática em jejum $\geq$ 126 mg/dL (coorte de descendentes), glicose plasmática casual $\geq$ 200 mg/dL (coorte original) ou tratamento com insulina ou agentes hipoglicêmicos orais (ambas as coortes) entre indivíduos com idade $\geq$ 35 anos no momento do estabelecimento do diagnóstico. Foi identificada a incidência de 641 casos de DM2 (320 homens) na coorte original ao longo de um acompanhamento médio de 28 anos e 497 casos (287 homens) na coorte dos descendentes, durante um acompanhamento médio de 26 anos. Em ambas as coortes, a incidência do DM2 aumentou com a elevação dos níveis séricos de AU (ambos os valores de p para a tendência < 0,001). As taxas de incidência de DM2 de acordo com as categorias séricas de AU foram mais altas na coorte original do que na coorte dos descendentes, provavelmente um reflexo da idade mais avançada da coorte original. Os riscos relativos (RR) para o DM2, ajustados para idade e sexo, correspondentes aos níveis séricos de urato foram: AU < 5 (RR 1), 5-5,9 (RR 1,69), 6-6,9 (RR 2,37), 7-7,9 (RR 3,11) e $\geq$ 8 mg/dL foram 4,48, para a coorte original (p para a tendência < 0,001) e para a coorte dos descendentes de: AU < 5 (RR 1), 5-5,9 (RR 1,82), 6-6,9 (RR 2,50), 7-7,9 (RR 3,57) e $\geq$ 8 foram 4,50 mg/dL (p para a tendência < 0,001). Após ajustes adicionais para o IMC, consumo de álcool, tabagismo, atividade física, HAS, níveis de glicose, colesterol, creatinina e triglicerídeos, os RR foram atenuados, mas permaneceram significativos (p para tendência < 0,001 em ambas as coortes). A incidência do DM2 aumentou com os níveis crescentes de AU sérico, tanto para homens quanto para mulheres (todos os valores de p para as tendências, nas duas coortes < 0,001). Nesse estudo prospectivo com duas gerações do *Framingham heart study*, ficou demonstrado que níveis séricos mais elevados de AU estiveram associados a um risco crescente de desenvolver DM2. Especificamente, para cada aumento de 1 mg/dL no nível sérico do AU, o risco de DM2 aumentou em 20% na coorte original e em 15% na coorte de descendentes. Essas associações persistiram em ambos os sexos, incluindo entre os adultos mais jovens, e foram independentes de outros fatores de risco conhecidos para DM2.[307] Como existem, particularmente em populações mais velhas, fortes associações entre os níveis séricos de AU e várias covariáveis importantes, que estão também associadas ao risco de DM2 (p. ex., HAS, uso de álcool, IMC, níveis de glicose, triglicerídeos e colesterol), esse atual estudo que incluiu populações mais velhas e mais jovens reforça substancialmente a evidência da ligação entre o AU e o DM2. Além disso, tendo em vista a carga assustadoramente alta do diabetes, em todo o mundo, esses resultados fornecem dados relevantes da população em geral.[308]

Na verdade, esses achados confirmam dados prospectivos de descobertas relativamente recentes sobre a relação entre os níveis séricos de AU e o risco de DM2. O *Finnish diabetes prevention study*, com base em 475 indivíduos com sobrepeso ou obesos com tolerância diminuída à glicose, demonstrou que aqueles indivíduos que apresentavam um nível sérico de AU no tercil superior ($\geq$ 6,4 mg/dL) tinham um aumento de 2 vezes no risco de DM2 em comparação com o menor tercil (< 5,2 mg/dL).[298]

Da mesma forma, o *The Rancho Bernardo study of healthy aging* (estudo comunitário estabelecido em um subúrbio de San Diego – Califórnia em 1972), com 566 participantes e acompanhamento contínuo (idade média de 68 anos), encontrou um aumento de 65% no risco de incidência de DM2 por aumento de 1 mg/dL nos níveis séricos de ácido úrico.[299]

Em consonância com esses resultados, o estudo de Roterdã (estudo de coorte prospectivo em andamento desde 1990 na cidade de Roterdã, na Holanda, com análises de doenças CV, endócrinas, hepáticas, neurológicas, oftalmológicas, psiquiátricas, dermatológicas, otorrinolaringológicas, locomotoras e respiratórias), com indivíduos de > 55 anos, demonstrou que o risco de desenvolver DM2 no quartil superior de ácido úrico (> 6,2 mg/dL) foi 1,68 vez maior quando comparado ao quartil mais baixo (ácido úrico $\leq$ 4,5 mg/dL).[309]

Com cuidadosa metodologia científica, uma extensa revisão procurou avaliar sistematicamente a associação entre o nível sérico de ácido úrico e o subsequente desenvolvimento do DM2. Foram pesquisados no *Medline* (31 de março de 1966 a 2009) e *Embase* (31 de março de 1980 a 2009) estudos de coorte observacionais que examinaram a associação entre o AU sérico e o risco de desenvolvimento do DM2. Os riscos relativos (RR) para cada aumento de 1 mg/dL no urato foram agrupados usando um modelo de efeitos aleatórios. Os estudos incluídos foram estratificados em subgrupos representando diferentes características do estudo, e análises de metarregressão foram realizadas para investigar o efeito dessas características na associação. A pesquisa resultou em 11 estudos de coorte (42.834 participantes) que relataram 3.305 casos de DM2 durante períodos de acompanhamento que variaram de 2-13,5 anos. A razão de risco (RR) combinada de um aumento de 1 mg/dL no AU foi de 1,17 – IC 95%, 1,09-1,25. Os resultados do estudo foram consistentemente significativos (isto é, > 1) nas características dos participantes e no desenho do estudo. A associação permaneceu com significância (p = 0,009), mesmo após o ajuste para o viés de publicação. Concluem os autores que o nível do urato sérico está positivamente associado ao desenvolvimento do DM2, independentemente das várias características do estudo.[310]

Contemplando o mesmo contexto abordado no estudo anterior, esta metanálise de estudos prospectivos de coorte também procurou avaliar a associação entre o AU sérico e o risco futuro do desenvolvimento de DM2. Realizou-se uma pesquisa sistemática na literatura, por meio do banco de dados *PubMed*, até abril de 2012. Foram recuperados 7 artigos elegíveis, derivados de 8 estudos prospectivos de coorte, envolvendo um total de 32.016 participantes com incidência de 2.930 casos de DM2. A RR combinada do desenvolvimento de DM2 para a categoria mais alta do nível sérico de AU em comparação com o mais baixo foi de 1,56 – IC 95%, 1,39-1,76. A análise dose--resposta mostrou que o risco de DM2 foi aumentado em 6% por incremento de 1 mg/dL no nível sérico do urato: RR 1,06, IC 95%, 1,04-1,07. O resultado de cada subgrupo manteve a correlação associativa entre o AU sérico e o risco de DM2. Os autores concluem afirmando que sua metanálise de estudos de coorte prospectivos forneceu fortes evidências de que altos níveis de AU sérico, independentemente de outros fatores de risco estabelecidos, especialmente componentes da síndrome metabólica, contribuem significativamente para o desenvolvimento de DM2 em indivíduos de meia-idade e mais idosos.[311] Na verdade, embora esse estudo tenha mostrado uma associação independente entre os níveis séricos de AU e o risco de aumento de incidência de DM2, qualquer inferência causal ainda precisa ser esclarecida em estudos futuros.

Krishnan et al. reuniram dados de 1.923 pacientes, veteranos de guerra dos EUA portadores de gota, com idade média de 62,9 anos, buscando, como no estudo anterior, avaliar a força associativa entre a hiperuricemia e o risco de desenvolvimento de DM2. O IMC médio foi de 30,6 kg/m² e o tempo de seguimento médio foi de 80 meses. As curvas de risco acumuladas, avaliadas pela análise de Kaplan-Meyer para o DM2, foram de 19% para AU ≤ 7 mg/dL, de 23% para níveis entre 7 mg/dL < de 9 mg/dL e de 27% para níveis > 9 mg/dL no final do período de acompanhamento (p < 0,001). A hiperuricemia foi associada a um risco significativamente maior de desenvolvimento do DM2, após o ajuste para fatores confundidores: RR 1,19, IC 95%, 1,01-1,41. Aproximadamente 8,7% de todos os novos casos de DM2 foram estatisticamente atribuídos à hiperuricemia.[312]

A SM é definida por um conjunto de fatores interconectados que aumentam diretamente o risco de DAC, outras formas de doenças ateroscleróticas cardiovasculares e DM2. Caracteriza-se pela presença de três ou mais das seguintes condições: adiposidade central ou circunferência abdominal aumentada, altos valores de triglicerídeos, pressão arterial elevada, glicemia de jejum comprometida e lipoproteína de alta densidade (HDL-colesterol) diminuída.[313] Recentemente, DeBosch et al.[314] encontraram novas evidências em animais, sugerindo que a presença da hiperuricemia, por si só, altera o metabolismo normal e pode levar à SM de forma direta, por meio do transportador de urato de enterócitos GLUT9. Facchini et al.[315] também demonstraram que o mecanismo fisiopatológico básico responsável por essa associação é a resistência insulínica.

Embora até o momento nenhuma revisão sistemática tenha sido realizada para avaliar quantitativamente a associação entre os níveis de AU sérico e o risco de desenvolvimento da SM e da doença hepática gordurosa não alcoólica (DHGNA), alguns autores argumentam que as mais fortes evidências que apoiam essa possível associação têm relatos registrados por meio de alguns estudos baseados em modelos animais, sugerindo inclusive que a diminuição dos níveis do urato pode impedir ou até mesmo reverter o desenvolvimento da SM e da DHGNA.[314,316-317]

Esta metanálise procurou avaliar a força e a forma associativa dos níveis séricos de AU com o risco de desenvolvimento da SM, com base em estudos prospectivos. Além disso, embora a DHGNA fosse considerada uma manifestação hepática da SM,[319] a relação entre o nível de AU e o risco de DHGNA ainda permanece totalmente controversa.[320-323] Portanto, a causalidade entre os níveis séricos de AU e DHGNA também foi explorada. Foram pesquisados estudos de coorte prospectivos nos bancos de dados *Medline* (*PubMed*) e *Embase* até 31 de janeiro de 2015 e 28 de julho de 2015, respectivamente. Em todos os estudos identificados, os indivíduos estavam livres da SM no início do estudo, de acordo com os critérios próprios de diagnóstico[313] e participaram de toda a pesquisa de acompanhamento. Foram incluídos 9 estudos (54.970 participantes e 8.719 casos de SM), que atenderam aos critérios preestabelecidos.[324-332] Foi observado uma razão de risco combinada de 1,72 – IC 95%, 1,45-2,03; p < 0,0001 para a categoria mais alta do nível sérico de AU, comparada à categoria mais baixa. Além disso, com base em 9 estudos (51.249 participantes e 8.265 casos de SM), a análise de dose-resposta sugeriu que cada incremento de 1 mg/dL dos níveis séricos de AU esteve linearmente associado a maior risco de SM (RR 1,30; IC 95%, 1,22-1,38; p < 0,0001). Análises quantitativas adicionais demonstraram que existe uma associação linear positiva e significativa entre dose e resposta entre os níveis séricos do AU e o risco de desenvolvimento da SM. Além disso, 23.994 participantes e 1.022 casos de DHGNA provenientes de 3 estudos mostraram que a razão de risco combinada para a DHGNA foi de 1,46 – IC 95%, 1,31-1,63, comparando a categoria de nível mais alto do AU para a categoria mais baixa. Cada incremento de 1 mg/dL se associou a um aumento de 21% no risco de DHGNA (RR, 1,21; IC 95%, 1,03-1,41). Essa metanálise sugere, portanto, que níveis mais elevados de AU podem prever independentemente o risco de SM, sejam quais forem as características do estudo, sendo consistentes com uma relação linear dose-resposta, além de terem sido considerados um fator significativo na prevalência e no desenvolvimento da DHGNA.[333]

Esse outro estudo, com o mesmo foco de análise, procurou avaliar exclusivamente mulheres > 60 anos de idade, procurando relacionar aumentos dos níveis séricos de AU com o desenvolvimento da SM. Vários estudos recentes têm colocado o AU como um preditor da SM em diferentes populações.[325-328] É de conhecimento também uma prevalência maior de SM em populações idosas, principalmente no sexo feminino,[329-330] estabelecendo maior risco CV do que aquele observado em homens.[331-332]

Portanto, foi realizado um estudo transversal para investigar a relação entre o AU e a SM e seus componentes em mulheres idosas. Foram incluídas 468 mulheres chinesas com idade variando entre 60-90 anos que compareceram para um exame de saúde anual no Hospital Popular de Linyi de março de 2016 a outubro de 2016. A associação entre ácido úrico e SM e suas variáveis individuais foi avaliada por modelos de regressão logística univariada e multivariada. Foram identificados 161 indivíduos com SM de acordo com os critérios estabelecidos, com uma incidência geral de 34,4%. Não houve diferença significativa na idade média (69,34 anos *vs.* 70, 60 anos, p = 0,065) entre os grupos portadores e não portadores de SM. Todas as variáveis bioquímicas (triglicerídeos, colesterol, total e LDL-colesterol, níveis glicêmicos de jejum, transaminases e ácido úrico) e físicas (IMC e circunferência abdominal), exceto HDL-colesterol (grupo com SM: 62,06 mg/dL e grupo sem SM: 74,14 mg/dL, p < 0,001), foram significativamente maiores no grupo de indivíduos portadores da SM. Além disso, os indivíduos portadores da SM apresentaram prevalência significativamente maior de hipertensão (77 *vs.* 40,4%, p < 0,001) e de diabetes (33,5 *vs.* 12,1%, p < 0,001), assim como de um número maior de componentes da síndrome metabólica (todos os valores de p < 0,05 ou 0,01). Foi observada uma relação dose-resposta para a prevalência de SM e quartis de AU. Os indivíduos no segundo, terceiro e quarto quartis de AU tiveram risco aumentado de 2,23, 2,25 e 4,41 vezes, respectivamente, comparados aos do primeiro quartil (p para tendência < 0,001). Além disso, cada incremento de 1 mg/dL do nível sérico de AU representou um aumento de 1,38 vez no risco de desenvolvimento da síndrome metabólica (OR 1,38; IC 95%, 1,14-1,69; p = 0,001). De tal forma, concluem os autores, o estudo demonstrou que os níveis séricos do AU estiveram associados positiva e significativamente à prevalência de SM em mulheres idosas.[333-334]

A neuropatia periférica de origem diabética (NPD) é uma das complicações crônicas mais comuns do DM2, não raramente surgindo como a primeira manifestação da doença.[335-336] Os fatores envolvidos em sua patogênese não foram ainda completamente elucidados e compreendidos, e múltiplas hipóteses são propostas, mas consensualmente se acredita serem secundárias a um processo multifatorial.[337-339] O desenvolvimento dos sintomas depende habitualmente de condições variáveis, como a duração da hiperglicemia e outros fatores de risco, como dislipidemia, hipertensão, tabagismo e exposição a outros agentes neurotóxicos, como o etanol. Os prováveis fatores etiológicos incluem a via poliol (compostos utilizados sobretudo na indústria alimentar, como edulcorantes), a glicação não enzimática, radicais livres e estresse oxidativo.[340-341] Além desses fatores, parece que outras variáveis influenciam o padrão e a apresentação da neuropatia clínica do diabético.

Nesse aspecto, o papel de fatores como a hiperuricemia ainda permanece duvidoso, embora já existam correlações consistentes de sua associação com condições patológicas relacionadas às complicações microvasculares, no aparecimento e progressão da nefropatia e retinopatia diabéticas e da albuminúria.[342-345] Níveis séricos mais elevados de AU em pacientes com DM2 que apresentam disfunção sudomotora ou neuropatia periférica foram demonstrados em dois estudos.[346-347]

Em função da escassez de dados que ainda existe na investigação dessa possível associação, o objetivo desse estudo foi avaliar o nível sérico de AU em pacientes com e sem NPD. Entre outubro de 2012 e janeiro de 2013, 42 pacientes com NPD (diagnosticados com base em avaliações de condução nervosa) e 42 indivíduos controles foram incluídos no estudo; todos os pacientes tinham DM2 e eram pareados em relação à idade, sexo, duração da doença e IMC. Os pacientes foram selecionados no *Hamedan Diabetes Center* (*Hamedan University of Medical Sciences,* Irã), e, para o rastreamento da neuropatia diabética nessa população, foram utilizados os critérios-padrão do

Neuropathy symptom score (NSS) e do *Neuropathy disability score* (NDS).[348-349] Foram excluídos do estudo pacientes com idade inferior a 30 e superior a 70 anos, outras causas de neuropatia, uso de qualquer medicamento que altere o nível sérico do AU (como alopurinol, tiazidas, salicilato, levodopa, etambutol, pirazinamida, niacina ou ciclosporina e glicocorticoides), história de disfunção hepática ou renal (Cr > 1,5 mg/dL), má absorção ou desnutrição e abuso de álcool. A gravidade da NPD foi avaliada por uma combinação de sinais e sintomas de neuropatia, estudos de alterações na condução nervosa e classificada dessa forma, nos graus leve, moderado e grave.[350-351] A idade média dos pacientes no grupo caso foi de 54,6 ± 6,9 e no grupo controle foi de 55,8 ± 5,8 anos (p = 0,389). Vinte e seis pacientes em cada grupo eram do sexo feminino (61,9%). Somente a história de úlcera diabética no pé foi maior nos pacientes com NPD (p = 0,003). Outras variáveis não apresentaram diferença significativa nos dois grupos. O nível sérico médio do AU foi significativamente maior no grupo caso (4,70 ± 0,96 *vs.* 4,36 ± 0,89 mg/dL – p: 0,019). Os resultados desse estudo mostraram que o nível de AU foi significativamente maior em pacientes com DM2 portadores de NPD. No presente estudo, os autores inseriram variáveis que potencialmente poderiam afetar os níveis séricos do AU, como IMC e função renal, tanto nos grupos caso como nos controles, aumentando dessa forma a robustez dos resultados. Uma vantagem desse estudo, dando-lhe maior consistência, foi a utilização dos critérios-padrão do *Neuropathy symptom score* (NSS) e do *Neuropathy disability score* (NDS) para o rastreamento e estabelecimento diagnóstico da neuropatia diabética.[348-349] Embora sejam necessárias mais pesquisas para esclarecer o papel específico do AU na patogênese da NPD, os resultados do presente estudo efetivamente contribuem para um maior entendimento.[352]

Hovind et al., em estudo com 277 pacientes portadores de diabetes tipo 1, mostraram que aqueles que apresentaram elevação dos níveis de AU imediatamente após o início da doença se associaram a um risco maior de desenvolvimento posterior de nefropatia diabética.[353] Isso ficou também demonstrado no desenvolvimento da albuminúria nesse mesmo contexto de pacientes.[354]

Os estudos existentes com foco de análise na retinopatia diabética são escassos. Feldman et al.[355] não encontraram diferença significativa nos níveis de AU entre aqueles com ou sem retinopatia, mas Mohora et al., que compararam dois grupos de pacientes portadores de pé diabético com e sem retinopatia, mostraram que o grupo que apresentava maior concentração sérica de AU mantinha uma relação significativa com a doença da retina.[356]

Aumentando a robustez desses resultados, outro estudo demonstrou uma associação da hiperuricemia com um menor calibre arteriolar da retina e maior calibre venular, em uma população chinesa de alto risco para diabetes.[357] Dois estudos publicados por Papanas et al., com pacientes diabéticos, procuraram estabelecer algum grau de correlação entre os níveis séricos de AU em pacientes com e sem NPD e com e sem disfunção sudomotora. Em ambos os estudos essa correlação pode ser estabelecida. No primeiro, os níveis de AU se encontravam mais elevados em 64 pacientes com NPD *vs.* 66 pacientes pareados sem neuropatia, e no outro estudo se encontravam significativamente mais altos em pacientes portadores de disfunção sudomotora.[358-359]

Do ponto de vista clínico, enquanto o principal fator etiológico na patogênese da neuropatia diabética é a hiperglicemia e suas consequências, parece cada vez mais patente que outros fatores podem também interferir nessa fisiopatologia, e cada vez mais a concentração sérica do AU parece desempenhar um papel nesse contexto.

 REFERÊNCIAS BIBLIOGRÁFICAS

287. Stamler J, Vaccaro O, Neaton JD, Wentworth D. Diabetes, other risk factors, and 12-yr cardiovascular mortality for men screened in the Multiple Risk Factor Intervention Trial. Diabetes Care. 1993;16(2):434-44.
288. Haffner SM, Lehto S, Ronnemaa T, Pyorala K, Laakso M. Mortality from coronary heart disease in subjects with type 2 diabetes and in nondiabetic subjects with and without prior myocardial infarction. N Engl J Med. 1998;339(4):229-34.
289. Bloomgarden ZT. Cardiovascular disease and diabetes. Diabetes Care. 2003;26(1):230-7.
290. Grundy SM, Benjamin IJ, Burke GL, Chait A, Eckel RH, Howard BV, et al. Diabetes and cardiovascular disease: a statement for healthcare professionals from the American Heart Association. Circulation. 1999;100(10):1134-46.
291. Executive Summary of The Third Report of The National Cholesterol Education Program (NCEP) Expert Panel on Detection, Evaluation, and Treatment of High Blood Cholesterol in Adults (Adult Treatment Panel III). JAMA. 2001;285(19):2486-97.
292. WHO global report on trends in prevalence of tobacco use 2000-2025, third edition. 18 December 2019.
293. International Diabetes Federation. IDF Diabetes Atlas, 8th ed. Brussels, Belgium: International Diabetes Federation; 2017.
294. Malta DC, Ducan BB, et al. Rev Bras Epidemiol; 2019;22(Supl.2). Epub Oct 07, 2019. Print version ISSN 1415-790XOn-line version ISSN 1980-5497.
295. Flor LS, Campos MR. Prevalência de diabetes mellitus e fatores associados na população adulta brasileira: evidências de um inquérito de base populacional. Rev Bras Epidemiol. 2017 Jan-Mar;20(01). https://doi.org/10.1590/1980-5497201700010002.
296. Cook DG, Shaper AG, Thelle DS, et al. Serum uric acid, serum glucose and diabetes: relationships in a population study. Postgrad Med J. 1986;62:1001-6.
297. Herman JB, Goldbourt U. Uric acid and diabetes: observations in a population study. Lancet. 1982;2:240-3.

298. Niskanen L, Laaksonen DE, Lindstrom J, et al. Serum uric acid as a harbinger of metabolic outcome in subjects with impaired glucose tolerance: the Finnish Diabetes Prevention Study. Diabetes Care. 2006;29:709-11.
299. Kramer CK, von Muhlen D, Jassal SK, et al. Serum uric acid levels improve prediction of incident type 2 diabetes in individuals with impaired fasting glucose: the Rancho Bernardo Study. Diabetes Care. 2009;32:1272-3.
300. Abdulla MH, Sattar MA, Johns EJ. The relation between fructose-induced metabolic syndrome and altered renal haemodynamic and excretory function in the rat. Int J Nephrol. 2011;2011:934659. Published online 2011 Jul 12. doi:10.4061/2011/934659.
301. Nakagawa T, Tuttle KR, Short RA, et al. Hypothesis: fructose-induced hyperuricemia as a causal mechanism for the epidemic of the metabolic syndrome. Nat Clin Pract Nephrol. 2005;1:80-6.
302. Ter Maaten JC, Voorburg A, Heine RJ, et al. Renal handling of urate and sodium during acute physiological hyperinsulinaemia in healthy subjects. Clin Sci. 1997;92:51-8.
303. Facchini F, Chen YD, Hollenbeck CB, et al. Relationship between resistance to insulin--mediated glucose uptake, urinary uric acid clearance, and plasma uric acid concentration. JAMA. 1991;266:3008-11.
304. Muscelli E, Natali A, Bianchi S, et al. Effect of insulin on renal sodium and uric acid handling in essential hypertension. Am J Hypertens. 1996;9:746-52.
305. Enomoto A, Kimura H, Chairoungdua A, et al. Molecular identification of a renal urate anion exchanger that regulates blood urate levels. Nature. 2002;417:447-52.
306. Choi HK Mount D.B, Reginato AM. Pathogenesis of gout. Ann Intern Med. 2005;143:499-516.
307. Preis SR, Hwang SJ, Coady S, et al. Trends in all-cause and cardiovascular disease mortality among women and men with and without diabetes mellitus in the Framingham Heart Study, 1950 to 2005. Circulation. 2009;119:1728-35.
308. Bhole V, Woong JJ, Sung Woo C, Maryde K, Hyon Choi V. Serum uric acid levels and the risk of type 2 diabetes: a prospective study. The American Journal of Medicine. 2010 Oct;123(Issue 10):957-61.
309. Hofman A, Breteler MBB, van Duijn CM, Krestin GP, Pols HA, Stricker BHC, et al. The Rotterdam Study: objectives and design update. Eur J Epidemiol. 2007 Nov;22(11):819-29. Published online 2007 Oct 23. doi:10.1007/s10654-007-9199-x.
310. Kodama S, Saito K, Yachi Y, et al. Association between serum uric acid and development of type 2 diabetes. Diabetes Care. 2009 Sep;32(9):1737-42.
311. Lv Q, Meng X-F, He F-F, Chen S, Su H, Xiong J, et al. High serum uric acid and increased risk of type 2 diabetes: a systemic review and meta-analysis of prospective cohort studies. PLos One. Published: February 20, 2013. https://doi.org/10.1371/journal.pone.0056864.
312. Krishnan E, Akhras KS, Sharma H, Marynchenko M, Wu EQ, Tawk R, et al. Relative and attributable diabetes risk associated with hyperuricemia in US veterans with gout QJM: An International Journal of Medicine. 2013 Aug;106(Issue 8):721-9. https://doi.org/10.1093/qjmed/hct093. Published: 24 April 2013.
313. Grundy SM, Brewer Jr HB, Cleeman JI, Smith Jr SC, Lenfant C. Definition of metabolic syndrome. Report of the National Heart, Lung, and Blood Institute/American Heart Association Conference on Scientific Issues Related to Definition. Circulation. v.109, n.3.
314. DeBosch BJ, Kluth O, Fujiwara H, Schurmann A, Moley K. Early-onset metabolic syndrome in mice lacking the intestinal uric acid transporter SLC2A9. Nat Commun. 2014;5:4642.
315. Facchini F, Chen YD, Hollenbeck CB, Reaven GM. Relationship between resistance to insulin-mediated glucose uptake, urinary uric acid clearance, and plasma uric acid concentration. JAMA. 1991;266:3008-11.
316. Suzuki I, Yamauchi T, Onuma M, Nozaki S. Allopurinol, an inhibitor of uric acid synthesis: can it be used for the treatment of metabolic syndrome and related disorders? Drugs Today (Barc). 2009;45:363-78.

317. Kanbay M, Jensen T, Solak Y, Le M, Roncal-Jimenez C, Rivard C, et al. Uric acid in metabolic syndrome: from an innocent bystander to a central player. Eur J Intern Med. 2016 Apr;29:3-8. Published online 2015 Dec 15. doi:10.1016/j.ejim.2015.11.026.

318. Yuan H, Yu C, Li X, Sun L, Zhu X, Zhao C, et al. Serum uric acid levels and risk of metabolic syndrome: a dose-response meta-analysis of prospective studies. The Journal of Clinical Endocrinology & Metabolism. 2015 Nov;100(Issue 11):4198-207. https://doi.org/10.1210/jc.2015-2527.

319. Marchesini G, Brizi M, Bianchi G, et al. Nonalcoholic fatty liver disease: a feature of the metabolic syndrome. Diabetes. 2001;50:1844-50.

320. Ryu S, Chang Y, Kim SG, Cho J, Guallar E. Serum uric acid levels predict incident nonalcoholic fatty liver disease in healthy Korean men. Metabolism. 2011;60:860-6.

321. Sirota JC, McFann K, Targher G, Johnson RJ, Chonchol M, Jalal DI. Elevated serum uric acid levels are associated with non-alcoholic fatty liver disease independently of metabolic syndrome features in the United States: liver ultrasound data from the National Health and Nutrition Examination Survey. Metabolism. 2013;62:392-9.

322. Cardoso AS, Gonzaga NC, Medeiros CC, Carvalho DF. Association of uric acid levels with components of metabolic syndrome and non-alcoholic fatty liver disease in overweight or obese children and adolescentes. J Pediatr (Rio J). 2013;89:412-8.

323. Oral A, Sahin T, Turker F, Kocak E. Relationship between serum uric acid levels and nonalcoholic fatty liver disease in non-obese patients. Medicina (Kaunas). 2019 Sep;55(9):600. Published online 2019 Sep 17. doi:10.3390/medicina55090600.

324. Ryu S, Song J, Choi BY, et al. Incidence and risk factors for metabolic syndrome in Korean male workers, ages 30 to 39. Ann Epidemiol. 2007;17:245-52.

325. Sui X, Church TS, Meriwether RA, Lobelo F, Blair SN. Uric acid and the development of metabolic syndrome in women and men. Metabolism. 2008;57:845-52.

326. Yang T, Chu CH, Bai CH, et al. Uric acid level as a risk marker for metabolic syndrome: a Chinese cohort study. Atherosclerosis. 2012;220:525-31.

327. Wang JY, Chen YL, Hsu CH, Tang SH, Wu CZ, Pei D. Predictive value of serum uric acid levels for the diagnosis of metabolic syndrome in adolescents. J Pediatr. 2012;161:753-6; e752.

328. Zhang ML, Gao YX, Wang X, Chang H, Huang GW. Serum uric acid and appropriate cutoff value for prediction of metabolic syndrome among Chinese adults. J Clin Biochem Nutr. 2013;52:38-42.

329. Ferrara LA, Wang H, Umans JG, et al. Serum uric acid does not predict incident metabolic syndrome in a population with high prevalence of obesity. Nutr Metab Cardiovasc Dis. 2014;24:1360-4.

330. Nagahama K, Inoue T, Kohagura K, Ishihara A, Kinjo K, Ohya Y. Hyperuricemia predicts future metabolic syndrome: a 4-year follow-up study of a large screened cohort in Okinawa, Japan. Hypertens Res. 2014;37:232-8.

331. Lee JK, Ryoo JH, Choi JM, Park SK. Serum uric acid level and the incidence of metabolic syndrome in middle-aged Korean men: a 5-year follow-up study. J Prev Med Public Health. 2014;47:317-26.

332. Oda E. Serum uric acid is an independent predictor of metabolic syndrome in a Japanese health screening population. Heart Vessels. 2014;29:496-503.

333. Wang H-J, Shi L-Z, Liu C-F, Liu S-M, Shi S-T. Association between uric acid and metabolic syndrome in elderly women. Open Medicine. V.13, Issue 1. doi:https://doi.org/10.1515/med-2018-0027.

334. Oral A, Sahin T, Turker F, Kocak E. Relationship between serum uric acid levels and nonalcoholic fatty liver disease in non-obese patients. Medicina (Kaunas). 2019 Sep;55(9):600. Published online 2019 Sep 17. doi:10.3390/medicina55090600.

335. Boulton AJ, Gries FA, Jervell JA. Guidelines for the diagnosis and outpatient management of diabetic peripheral neuropathy. Diabet Med. 1998;15:508-14.

336. Ewing DJ, Campbell IW, Clarke BF. The natural history of diabetic autonomic neuropathy. Q J Med. 1980;49:95-108.
337. Vinik AI, Ziegler D. Diabetic cardiovascular autonomic neuropathy. Circulation. 2007;115:387-9.
338. Boulton AJ, Vinik AI, Arezzo JC, et al. Diabetic neuropathies: a statement by the American Diabetes Association. Diabetes Care. 2005;28:956-62.
339. Tesfaye S, Boulton AJ, Dyck PJ, Freeman R, Horowitz M, Kempler P, et al. Diabetic neuropathies: update on definitions, diagnostic criteria, estimation of severity, and treatments. Diabetes Care. 2010;33(10):2285-93.
340. Oates PJ. Polyol pathway and diabetic peripheral neuropathy. Int Rev Neurobiol. 2002;50:325-92. doi:10.1016/s0074-7742(02)50082-9.
341. Finegold D, Lattimer SA, Nolle S, Bernstein M, Greene DA. Polyol pathway activity and myo-inositol metabolism: a suggested relationship in the pathogenesis of diabetic neuropathy. Diabetes. 1983 Nov;32(11):988-92. https://doi.org/10.2337/diab.32.11.988.
342. Fukui M., Tanaka M., Shiraishi E., Harusato I., Hosoda H., Asano M., Kadono M., Hasegawa G., Yoshikawa T, Nakamura N. Serum uric acid is associated with microalbuminuria and subclinical atherosclerosis in men with type 2 diabetes mellitus. Metabolism. 2008;57:625-9. doi:10.1016/j.metabol.2007.12.005.
343. Liang C-C, Lin P-C, Lee M-Y, Chen S-C, Shin S-J, Hsiao P-J, et al. Association of serum uric acid concentration with diabetic retinopathy and albuminuria in Taiwanese patients with type 2 diabetes mellitus. International Journal of Molecular Sciences. V.17, Issue 8. 10.3390/ijms17081248.
344. Liang C-C, Lin P-C, Lee M-Y, Chen S-C, Shin S-J, Hsiao P-J, et al. Association of serum uric acid concentration with diabetic retinopathy and albuminuria in Taiwanese patients with type 2 diabetes mellitus. Int J Mol Sci. 2016 Aug;17(8):1248. Published online 2016 Aug 2. doi:10.3390/ijms17081248.
345. Chang HY, Lee PH, Lei CC, Tung CW, Hsu YC, Huang TJ, et al. Hyperuricemia is an independent risk factor for new onset micro-albuminuria in a middle- aged and elderly population: a prospective cohort study in Taiwan. PLoS One. 2013 Apr 24;8(4):e61450. doi:10.1371/journal.pone.0061450. Print 2013.
346. Papanas N, Demetriou M, Katsiki N, Papatheodorou K, Papazoglou D, Gioka T, et al. Increased serum levels of uric acid are associated with sudomotor dysfunction in subjects with type 2 diabetes mellitus. Exp Diabetes Res. 2011;2011:346051. Published online 2011 Sep 15. doi:10.1155/2011/346051.
347. Low VA, Sandroni P, Fealey RD, Low PA. Detection of small-fiber neuropathy by sudomotor testing. Muscle and Nerve. 2006;34(1):57-61.
348. Young RJ, Zhou YQ, Rodriguez E, Prescott RJ, Ewing DJ, Clarke BF. Variable relationship between peripheral somatic and autonomic neuropathy in patients with different syndromes of diabetic polyneuropathy. Diabetes. 1986 Feb; 35(2):192-7.
349. Skljarevski V, Malik RA. Clinical diagnosis of diabetic neuropathy. In: Veves A, Malik RA (eds.). Diabetic neuropathy. Totowa, New Jersey: Humana Press; 2007. p.277-8.
350. Tesfaye S, Boulton AJ, Dyck PJ, Freeman R, Horowitz M, Kempler P, et al. Diabetic neuropathies: update on definitions, diagnostic criteria, estimation of severity, and treatments. Toronto Diabetic Neuropathy Expert Group. Diabetes Care. 2010 Oct; 33(10):2285-93.
351. Picon AP, Ortega NRS, Watari R, Sartor C, Sacco ICN. Classification of the severity of diabetic neuropathy: a new approach taking uncertainties into account using fuzzy logic. Print version ISSN 1807-5932. Clinics. 2012;67(2).
352. Kiani J, Habibi Z, Tajziehchi A, Moghimbeigi A, Dehghan A, Azizkhani H. Association between serum uric acid level and diabetic peripheral neuropathy (a case control study). Caspian J Intern Med. 2014 Winter;5(1):17-21.

353. Hovind P, Rossing P, Tarnow L, Johnson RJ, Parving HH. Serum uric acid as a predictor for development of diabetic nephropathy in type 1 diabetes: an inception cohort study. Diabetes. 2009;58:1668-71.

354. Jalal DI, Rivard CJ, Johnson RJ, et al. Serum uric acid levels predict the development of albuminuria over 6 years in patients with type 1diabetes: findings from the coronary artery calcification in type 1 diabetes study. Nephrol Dial Transplant. 2010;25:1865-69.

355. Feldman T, Weitzman S, Biedner B. Retinopathy and serum uric acid in diabetics. Harefuah. 1995;128:681-3.

356. Mohora M, Virgolici B, Coman A, et al. Diabetic foot patients with and without retinopathy and plasma oxidative stress. Rom J Intern Med. 2007;45:51-7.

357. Yuan Y, Ikram MK, Jiang S, et al. Hyperuricemia accompanied with changes in the retinal microcirculation in a Chinese high-risk population for diabetes. Biomed Environ Sci. 2011;24:146-54.

358. Papanas N, Demetriou M, Katsiki N, et al. Increased serum levels of uric acid are associated with sudomotor dysfunction in subjects with type 2 diabetes mellitus. Exp Diabetes Res. 2011;1-5.

359. Papanas N, Katsiki N, Papatheodorou K, et al. Peripheral neuropathy is associated with increased serum levels of uric acid in type 2 diabetes mellitus. Angiology. 2011;62:291-5.

7

O tratamento da gota através dos tempos

Poucas enfermidades têm um histórico médico tão documentado do ponto de vista etiológico, clínico e de conduta terapêutica como a gota, já que sua história remonta a vários séculos atrás. Procuramos, dentro desse contexto, revisar, com comentários, aspectos relacionados ao seu tratamento através dos tempos.

COLCHICINA

A primeira droga empregada no tratamento da gota aguda foi a colchicina. Aparentemente, como ocorre em muitas outras situações médicas, seu emprego inicial foi por acaso, já que inicialmente era usada como purgativo para tratar uma condição clínica relativamente frequente em todas as épocas: o excesso de catarro. A colchicina já era conhecida e deriva de uma planta florida denominada *colchicum autumnale*, encontrada em um antigo distrito da Ásia Menor chamado Colchis. Naquela época, no primeiro século, era produzida em abundância, com descrições bastante conhecidas.[360] Tinha uso medicinal e venenoso no antigo Egito e Grécia, onde também era denominada hermodactyl ou açafrão das pradarias ou tinha ainda a denominação extremamente sugestiva de *anima articulorum* (alma das articulações).

Embora já existam referências a um medicamento idêntico ao *colchicum autumnale* no Papiro de Ebers (1500 a.C.), sua correlação exata não pode ser consensualmente comprovada. O que é surpreendente é a permanência de seu uso médico para o tratamento da crise aguda de gota até hoje no século XXI.[361]

O tratamento inicial para a gota era feito à base de purgantes e aconselhamentos médicos até o século II, quando Pepagomenos, um respeitado médico da época, passou a recomendar a administração de girinos crus e de excremento humano.[362]

Existem evidências de que a colchicina tenha sido utilizada como um poderoso purgante na Grécia antiga há mais de 2 mil anos. Seu primeiro uso como tratamento seletivo e específico para a gota foi atribuído ao médico cristão bizantino Alexander de Tralles no século VI. Embora seu uso tenha se mostrado extremamente útil para o tratamento da gota aguda, quase imediatamente se observou que, em doses elevadas, ocasionava efeitos tóxicos, principalmente para o sistema gastrointestinal.[362-364]

Thomas Sydenham ("o Hipócrates inglês"), que exercia grande influência médica, recomendava a proscrição de todos os medicamentos utilizados à época como purgantes, por serem segundo ele, muitos tóxicos para o organismo. Em função disso, a colchicina deixou de ser empregada por muito tempo.[365] Sua redescoberta ocorreu em 1763, pelo professor Baron Von Stoerk, em Viena.[366]

Abu Bakr Mohammad Ibn Zakariya Razi, conhecido no Oriente como Rhazes (865-925 d.C.), nasceu na antiga cidade de Rayy, perto de Teerã, no Irã. Ele era um famoso alquimista e filósofo muçulmano, considerado o maior médico do mundo islâmico e se considerava, sem nenhuma modéstia, a versão islâmica de Sócrates na filosofia e de Hipócrates na medicina. Deixou rica literatura médica para a época ao pesquisar a medicina grega, síria e árabe, além de ter adquirido alguns conhecimentos médicos indianos. A maior e mais importante das obras médicas de al-Razi é *Kitab al-Hawi fi al-tibb* (O abrangente livro de medicina). Traduzido para o latim no século XIII, *Kitab al-Hawi* foi impresso repetidamente na Europa durante os séculos XV e XVI, sob o título *Liber Continens*. O Kitab al-Hawi consiste em 23 volumes, dois dos quais são divididos em duas longas partes. Cada volume trata de partes ou doenças específicas do corpo, embora os agrupamentos de doenças sejam geralmente idiossincráticos. O volume que inclui a gota, por exemplo, também abrange doenças relacionadas à presença de vermes de diferentes tamanhos no abdome, corcunda, varizes e elefantíase. Sobre a gota, al-Razi afirmava que, para sua prevenção e cura, 10 procedimentos deveriam ser observados:

I – hábitos de uma dieta restrita;

II – cumprimento de regimes alimentares, com ênfase em determinados tipos de alimentos e bebidas;

III – administração de laxantes;

IV – estímulos à êmese;

V – sangria;

VI – aplicação de água nos pés;

VII – tratamento com pomadas e cataplasmas;

VIII – banhos de vapor;

IX – medidas preventivas para evitar a recorrência de ataques de gota;

X – por fim, gerenciamento imediato da gota incipiente, usando drogas de ação contrária e analgésicos.

Além desses procedimentos, constavam do *Kitabal-Hawi* quatro receitas para o tratamento da gota e das articulações. Consistiam em pastas ou curativos a serem aplicados nas áreas doloridas, com um pedaço de papel ou um tecido molhado com o intuito de manter a medicação úmida. O ópio fazia parte da composição de todos eles, e a colchicina era utilizada em três.[367] Entre os livros escritos por al-Razi em diferentes ramos da ciência, parte de seu trabalho chamou a atenção para a importância que ele atribuía à nutrição na profilaxia de doenças e procedimentos de saúde. Formulou conceitos altamente desenvolvidos sobre o tema e escreveu vários livros específicos sobre alimentação e dieta, como *Manfe 'al aghzie va mazareha* (Benefícios e danos da alimentação), *Teb al moluki* (Medicina para os reis) e *Ata'me al marza* (Alimentos para os pacientes). Seus escritos incluíam orientações detalhadas sobre como comer frutas (antes ou após as refeições) ou outros tipos de alimentos e como utilizar determinados temperos. A considerar a época em que foram escritos, não há dúvida em afirmar que exerceram grande influência nas abordagens nutricionais na história da medicina, de modo que al-Razi pode ser considerado um pioneiro no campo científico da nutrição. Escreveu também várias recomendações para o tratamento e a prevenção da recorrência da gota, o que de fato indicava a profundidade de seu conhecimento sobre essa doença e seu desenvolvimento. Como era fiel seguidor de Hipócrates, acreditava na Teoria Hipocrática dos Quatro Humores, segundo a qual a gota era o resultado de uma fleuma (catarro) anormal que, através do sangue, atingia as articulações e as envolvia com gradual comprometimento e deformidade.[368-370]

Abu Ali al-Husain Ebn Abdullah Ebn Sina (980-1037 d.C.), conhecido no Ocidente como Avicenna, era um médico persa considerado um dos escritores médicos mais influentes do período medieval. Entre os séculos XIII e XVII, Avicenna ocupou lugar de destaque nos estudos médicos ocidentais, classificando-se como uma supremacia reconhecida. Suas obras tiveram um impacto crucial na medicina moderna e, em algumas universidades, continuaram sendo utilizadas para o ensino até o século XIX. Entre suas produções acadêmicas existem várias referências da utilização da colchicina como droga de escolha na ação terapêutica à gota. Deixou, junto com os trabalhos de al-Razi, os primeiros tratados especiais sobre nutrição, dieta e regimes de saúde, transformando a nutrição em uma ciência médica independente altamente desenvolvida. A dietética e a dieta também foram importantes e usadas em al-Andalus (Espanha) entre o VIII e o XV séculos d.C., e muitos conceitos nutricionais foram desenvolvidos e formulados nessa civilização.[371-373]

Muito tempo depois, Alfred Baring Garrod discorreu sobre a importância da alimentação e da dieta no controle e prevenção da gota, demonstrando o benefício da diminuição da ingestão de determinados alimentos (sem o conhecimento, à época, de se tratar de alimentos ricos em purinas).[374]

Esses achados foram confirmados por Alexander Haig em uma série de experimentos clínicos por ele realizados, entre 1894 a 1897,[375] e, mais recentemente, em estudos fisiológicos clínicos conduzidos em uma seleção de pacientes que receberam dietas com fórmulas livres de purina.[376]

Garrod, em 1848, foi o responsável por uma das maiores contribuições ao conhecimento da causa da gota. Em uma palestra pública, em 8 de fevereiro de 1848, relatada no *Medical Chirurgical Transactions*, ele demonstrou o aumento dos níveis de ácido úrico no sangue de pacientes com gota, sem igual correspondência no reumatismo agudo ou na doença de Bright (insuficiência renal crônica). Posteriormente, em 1859, demonstrou níveis menores de urato no soro de pacientes sem gota e a presença de depósitos de urato na cartilagem articular de pacientes acometidos. Para o tratamento, no entanto, propôs o uso do lítio, já utilizado por ele para o tratamento de doenças mentais: levantou a hipótese de que a gota poderia ser uma causa de distúrbio de humor, como a mania e a depressão.[377-378]

A patologia molecular da inflamação aguda associada à artrite gotosa envolve várias vias simultâneas, desencadeadas por uma variedade de interações entre os cristais de urato monossódico e a superfície das células. Entre os mecanismos de ação propostos para a colchicina, acredita-se que ela exerça uma modulação de múltiplas vias pró e anti-inflamatórias associadas à artrite gotosa. Impede a montagem dos microtúbulos, interrompendo multiplamente a ativação do inflamassoma, a quimiotaxia das células inflamatórias baseadas em microtúbulos, a geração de leucotrienos e citocinas e a fagocitose.

Essa ação aparentemente diminui a motilidade leucocitária, a fagocitose e a produção de ácido lático, diminuindo desse modo o depósito de cristais de urato e a resposta inflamatória resultante. Muitos desses processos celulares podem ser encontrados em outras doenças que envolvem inflamação crônica. O mecanismo de ação multimodal da colchicina sugere sua eficácia potencial em outras condições de comorbidades associadas à gota, como osteoartrite e doenças cardiovasculares. Ultimamente tem sido estudada pelo seu extrato anticancerígeno, que teria um seletivo potencial em atacar as células tumorais, preservando as células sadias. A substância extraída pertence a mesma classe de medicamentos que o paclitaxel (medicamento usado no tratamento do câncer).[379-380]

A colchicina sofre metabolismo hepático principalmente por desacetilação. Aproximadamente 20% da droga original é excretada inalterada na urina; obviamente, diante de qualquer grau de disfunção hepática, esse percentual aumenta. A toxicidade da colchicina pode incluir diarreia grave, levando à desidratação e acidose metabólica, falência da medula óssea, polineuropatia, miopatia crônica e rabdomiólise. Os fatores de risco, comumente descritos para toxicidade, incluem idade avançada, uso concomitante de inibidores do CYP3A4 (como cimetidina, eritromicina, claritromicina, diltiazem, verapamil e inibidores da HMG-CoA redutase), inibidores da glicoproteína P (como a ciclosporina) e, mais consistentemente, insuficiência renal. O uso da ciclosporina potencializa a neuromiopatia secundária ao uso da colchicina, assim como a insuficiência renal, que por si só pode ser induzida pela ciclosporina, agravando o problema. Neuromiopatia pode ocorrer algumas semanas após o início da combinação e é frequentemente reversível após a descontinuação do medicamento dentro de 2-12 semanas.[381-382]

A forma oral da colchicina está disponível para o tratamento da gota há 70 anos. Aparentemente parece ser mais segura que os anti-inflamatórios não esteroides (AINEs) em pacientes com insuficiência renal leve a moderada, desde que a dose de manutenção seja ajustada. Estudos demonstraram que um regime de baixa dose de colchicina (1,8 mg no total, em 1 hora) ou um regime de alta dose (4,8 mg no total, em 6 horas) foram equivalentes ao abortar ataques agudos de gota em 24 horas, com muito menos eventos adversos, como era de esperar, no grupo de baixa dose.[383] Apresenta um estreito limiar de toxicidade e terapêutica e uma acentuada variabilidade de ação entre os indivíduos. Frequentemente, a dose cumulativa que alivia o ataque da gota é muito próxima da dose que causa diarreia, cólicas abdominais e náuseas.

A redução da dose é comumente recomendada em pacientes com uma depuração da creatinina inferior a 50 mL/min. Na insuficiência renal grave, a dosagem para crises agudas é inalterada (1,8 mg/24 horas), mas não deve ser repetida com frequência maior do que a cada 2 semanas, e a dose profilática deve ser reduzida para 0,3 mg/dia. A colchicina não é removida por diálise ou transfusão de troca.[384-385]

O estudo conduzido com base em dados obtidos de bancos eletrônicos do Registro Central da Cochrane de Ensaios Controlados até março de 2006 (*Central*, edição 1, 2006), *Medline* (desde 1966), *Embase* (desde 1980), *Cinahl* (desde 1982), *Amed* (desde 1985), *Web of Science* (de 1945) e *Current Controlled Trials* teve por objetivo avaliar eficácia e segurança da colchicina no alívio dos sinais e sintomas da artrite gotosa aguda, em comparação com o placebo e outras intervenções de tratamento. Para essa revisão foram considerados ensaios clínicos randomizados (ECR) publicados e ensaios clínicos controlados, avaliando o alívio dos sintomas e os resultados adversos da terapia com colchicina no quadro agudo da gota. Um total de 43 participantes (40 homens, 3 mulheres) com crise gotosa aguda confirmada por aspiração articular foram incluídos na análise. Foi registrado e considerado o acometimento de 44 grandes articulações (joelho, tornozelo, punho) e 30 pequenas articulações (metatarsofalângica, metacarpofalângica, interfalângica). Dos 43 participantes estudados, 22 foram tratados com colchicina 1 mg seguida de 0,5 mg a cada 2 horas até a obtenção de uma resposta completa ou o surgimento de toxicidade. Vinte e um participantes estavam no grupo placebo. Nenhum anti-inflamatório não esteroide (AINE) foi permitido por 48 horas antes ou durante o estudo. Os participantes foram avaliados a cada 6 horas por um período de 48 horas. As avaliações dos resultados foram baseadas nos domínios propostos pelo *Omerat* (*Outcome domains for studies of acute and chronic gout*): dor, sinais de inflamação, função, avaliação global do paciente e segurança.[386] Também foi registrado um escore clínico individualizado composto por dor, sensibilidade, rubor e edema. A análise comparativa mostrou uma diferença média ponderada da colchicina em comparação ao placebo, para melhora na dor, da ordem de: -34 (IC 95%, -50,33 -17,67), e, no escore clínico, da ordem de: -3,60 (IC 95%, -5,32 a -1,88). Isso corresponde a uma redução absoluta de 34% e a uma redução percentual relativa de 50% na dor em comparação com o grupo placebo. O escore clínico (sensibilidade à palpação, edema, rubor e dor) foi reduzido em 30%, com uma redução percentual relativa de 35% em comparação ao grupo placebo. Os escores clínicos e de dor dos participantes tratados com colchicina melhoraram mais precocemente do que os do grupo placebo (23 *vs.* 9% tiveram melhora da dor ao final de 12 horas), assim como a rapidez na redução dos escores. Na análise comparativa da colchicina com o placebo, o risco relativo observado, para uma redução de 50% na dor, foi 2 (IC 95%, 1,09-3,68), com um número necessário para tratar (NNT) de 3. Todos os resultados clínicos e de dor mostraram uma diferença estatisticamente significativa com o tratamento. Todos os participantes tratados com colchicina apresentaram efeitos colaterais gastrointestinais (diarreia e/ou vômito), e o número necessário para causar danos (NNH) com colchicina *vs.* placebo foi 1. Acreditam os autores que, embora a colchicina tenha se mostrado eficaz no quadro agudo de gota, seu emprego deve ser limitado em função do baixo benefício comparado à taxa de toxicidade. Deve ser usado como terapia de segunda linha quando AINEs ou corticosteroides são contraindicados ou se mostrem ineficazes.[387-388]

Sustentado na premissa de que evidências experimentais e clínicas apoiam o papel da inflamação na gênese da aterosclerose e de suas complicações, um estudo recente utilizou a colchicina em pacientes recrutados após 30 dias do acometimento de um infarto do miocárdio (IM). Foi um estudo randomizado, duplo-cego, em que os pacientes foram aleatoriamente designados para receber baixas doses de colchicina (0,5 mg 1 vez/dia) ou placebo. O desfecho primário de eficácia foi um composto de morte por causas cardiovasculares, parada cardíaca ressuscitada, IM, AVE ou hospitalização urgente por angina, necessitando de revascularização coronariana. Os fatores relacionados à segurança também foram avaliados. Um total de 4.745 pacientes foi inscrito; 2.366 pacientes foram designados para o grupo colchicina e 2.379 para o grupo placebo. Os pacientes foram acompanhados por uma mediana de 22,6 meses. O desfecho primário ocorreu em 5,5% dos pacientes no grupo colchicina, em comparação com 7,1% do grupo placebo (razão de risco, 0,77; IC 95%, 0,61-0,96; p = 0,02). As razões de risco individualizadas foram de 0,84 (IC 95%, 0,46-1,52) para morte por causas cardiovasculares, 0,83 (IC 95%, 0,25-2,73) para parada cardíaca ressuscitada, 0,91 (IC 95%, 0,68-1,21) para IM, 0,26 (IC 95%, 0,10-0,70) para AVE e 0,50 (IC 95%, 0,31-0,81) para hospitalização urgente por angina, levando à revascularização coronariana. Foi relatada diarreia em 9,7% dos pacientes do grupo colchicina e em 8,9% dos pacientes do grupo placebo (p = 0,35). A pneumonia foi relatada como um evento adverso grave em 0,9% dos pacientes do grupo colchicina e em 0,4% dos pacientes do grupo placebo (p = 0,03). Entre os pacientes com infarto do miocárdio recente, a colchicina na dose de 0,5 mg/dia levou a um risco significativamente menor de eventos cardiovasculares do que o placebo.[389]

SALICILATOS

Os primeiros relatos clínicos sobre o tratamento da febre e da dor com remédios naturais manipulados com casca de salgueiro contendo salicilato foram feitos pelo clérigo inglês Edward Stone em 1763. Os princípios farmacologicamente ativos foram isolados de fontes naturais por cientistas italianos, alemães e franceses entre 1826 e 1829. O ácido salicílico foi sintetizado pela primeira vez pelo alemão Gerland, em 1852, e, um ano depois, o francês Gerhardt sintetizou o ácido acetilsalicílico. Os primeiros relatos sobre o uso clínico do ácido salicílico nos distúrbios reumáticos foram feitos de forma independente pelos médicos alemães Stricher e Reiss em 1876. O ácido acetilsalicílico foi redescoberto por Hoffmann em 1897 e na virada do século ganhou reconhecimento mundial no tratamento da dor e de distúrbios reumatológicos. Relatos de eventos adversos relacionados à intolerância gastrointestinal e de sangramento apareceram precocemente, mas foram amplamente negligenciados até a década de 1950. Atualmente, os salicilatos ainda são amplamente utilizados como analgésicos, antipiréticos e anti-inflamatórios. Novas indicações, como a profilaxia da trombose, surgiram nas últimas décadas e outras ainda estão sendo exploradas.

Em uma época em que não havia quaisquer estudos sobre os efeitos dos salicilatos sobre os níveis séricos de urato em indivíduos com gota ou hiperuricemia, See et al., em 1877,[390] foram capazes de induzir uricosúria e resolução de tofos gotosos em um paciente com gota, administrando grandes doses de salicilatos. Hoje, tem-se conhecimento de que a ação dos salicilatos na excreção de ácido úrico depende da dose utilizada. Em doses inferiores a 2,5 g/dia, os salicilatos causam a retenção de ácido úrico, bloqueando a secreção tubular de AU, enquanto em doses superiores a 3 g/dia causam aumento da sua excreção urinária.[391] Por essa razão não foram usados por muito tempo no tratamento de pacientes com gota – devido à toxicidade e impraticabilidade da terapia com altas doses. A dose frequentemente usada para proteção cardiovascular (81-100 mg/dia) já mostrou que pode elevar os níveis séricos de urato, potencializando, em hiperuricêmicos crônicos, o desencadeamento de crises gotosas agudas. Sua ação paradoxal tem sido explicada por dois modos de interação do salicilato com o URAT-1: ou atuando como um substrato de troca para facilitar a reabsorção de ácido úrico, ou atuando propriamente como um inibidor da reabsorção de ácido úrico. Os salicilatos, quando usados em doses baixas, interagem mais fortemente com os secretores do ácido úrico OAT1/OAT3.

ALOPURINOL

O Prêmio Nobel de Medicina de 1988 foi concedido a George Hitchings e Gertrude Elion por seu trabalho no desenvolvimento de alopurinol, azatioprima e cinco outras drogas. Parece não haver dúvidas de que o maior avanço histórico no tratamento da hiperuricemia tenha sido o descobrimento do alopurinol, o primeiro inibidor da xantina-oxidase.[394]

Os inibidores da xantina-oxidase são drogas que diminuem a concentração de uratos por meio da inibição de sua síntese. A enzima xantina-oxidase (XO) catalisa as duas últimas etapas no metabolismo das purinas em humanos: conversão de hipoxantina em xantina e de xantina em urato. São eficazes na redução dos níveis plasmáticos do urato urinário e demonstraram reverter o desenvolvimento de depósitos tofáceos. O oxipurinol – o metabólito ativo do alopurinol –[395] e o febuxostate[396-397] são eficazes na redução dos níveis de ácido úrico em pacientes com gota crônica e hiperuricemia.

Nos dias de hoje, duas classes de medicações estão disponíveis para o tratamento da hiperuricemia: agentes que atuam inibindo a síntese do ácido úrico e agentes que estimulam sua excreção urinária. Para evitar a formação de cálculos urinários e possíveis danos à função hepática, recomenda-se o uso de agentes uricosúricos nos pacientes com subextração de urato e alopurinol naqueles com superprodução. A proporção de ácido úrico urinário/creatinina é um índice fácil e conveniente para determinar esses fenótipos. As estratégias farmacológicas de redução do ácido úrico sérico utilizadas com mais frequência envolvem a redução da produção de urato com um inibidor da xantina-oxidase e o aumento da excreção urinária de ácido úrico com um medicamento uricosúrico. Os agentes redutores de urato são limitados, no entanto, em número, disponibilidade e eficácia. O alopurinol, um inibidor da xantina-oxidase, é o agente mais comumente prescrito para baixar os níveis séricos de AU. Após sua ingestão, é metabolizado no fígado em seu metabólito ativo, o oxipurinol, que atua inibindo a xantina-oxidase, a enzima que catalisa a conversão da hipoxantina em xantina e por consequência a conversão da xantina em ácido úrico; assim, a síntese de AU se reduz, diminuindo os níveis plasmáticos e sua consequente excreção renal.[398-399] Ao diminuir a concentração de AU no plasma abaixo de seus limites de solubilidade, o alopurinol incentiva a dissolução da gota. Embora os níveis de hipoxantina e xantina aumentem após sua ingestão, o risco de deposição nos tecidos renais é menor que o do ácido úrico, pois eles se tornam mais solúveis e são rapidamente excretados pelo rim.[400]

Cerca de 80% do medicamento é absorvido pelo trato gastrointestinal e excretado pela urina; os 20% restantes são eliminados pelas fezes. Os níveis plasmáticos máximos ocorrem normalmente entre 1,5-4,5 horas após a dose para alopurinol e oxipurinol, respectivamente. Ambos são substratos da enzima xantina-oxidase, presente no citoplasma das células endoteliais dos capilares, incluindo os sinusoides, com sua maior atividade demonstrada no fígado e no revestimento intestinal. Sua meia-vida plasmática é de 1-2 horas, devido a sua rápida depuração renal. Como o alopurinol e seus metabólitos são principalmente eliminados pelo rim, o acúmulo desse medicamento pode ocorrer em pacientes com disfunção ou insuficiência renal, e a dose de alopurinol deve, portanto, ser reduzida. Com uma depuração de creatinina de 10-20 mL/min, é adequada uma dose máxima diária de 200 mg de alopurinol. Quando a depuração da creatinina for inferior a 10 mL/min, a dose diária não deve ser superior a 100 mg. Com insuficiência renal grave (depuração da creatinina medida em menos de 3 mL/min), pode ser necessário um intervalo mais longo entre as doses. Não existem estudos adequados ou bem controlados em mulheres gestantes. Como os estudos de reprodução animal nem sempre são preditivos da resposta humana, esse medicamento deve ser usado durante a gravidez apenas se for absolutamente necessário. Tanto o alopurinol quanto seu metabólito oxipurinol foram encontrados no leite de uma mãe em uso do medicamento. Como o efeito do alopurinol no lactente é desconhecido, é aconselhável ter cautela quando o alopurinol é administrado por uma lactante. Estudos citogênicos demonstram que o alopurinol não induz anormalidades cromossômicas nas células sanguíneas humanas *in vitro* em concentrações de até 100 g/mL e *in vivo* em doses de até 60 mg/dia por um período médio de 40 meses. Não forma compostos nitrosos (que podem ser cancerígenos) nem afeta a transformação de linfócitos *in vitro*. Evidências sugerem que o alopurinol não tem efeitos deletérios no DNA em qualquer estágio do ciclo celular e não foi considerado mutagênico. Nenhuma evidência de carcinogenicidade foi observada em camundongos tratados com alopurinol por um período de até 2 anos.[401-403]

As interações medicamentosas com alopurinol foram bem documentadas. A azatioprina e a 6-mercaptopurina (6-MP) são metabolizadas principalmente pela xantina-oxidase (XO), e, portanto, sua administração concomitante pode levar a aumentos acentuados nos níveis circulantes de medicamentos que potencialmente podem ter ação na supressão da medula óssea. A teofilina – também metabolizada por XO – pode se acumular em níveis mais elevados e potencializar a toxicidade. A coadministração de alopurinol com ampicilina e/ou amoxicilina tem sido associada a maior incidência de erupção cutânea medicamentosa. Os diuréticos tiazídicos também podem reduzir a excreção renal de alopurinol e oxipurinol com sugestões de que isso possa potencializar a toxicidade relacionada a medicamentos. A administração concomitante de alopurinol pode aumentar os níveis de ciclosporina e varfarina, exigindo monitoramento rigoroso dos níveis das drogas e parâmetros de sangramento, respectivamente.[404] O alopurinol é um dos medicamentos que mais comumente pode causar reações graves de hipersensibilidade. Em 1984 foi descrito um quadro de hipersensibilidade ao alopurinol, denominada "Erupção medicamentosa com eosinofilia e sintomas sistêmicos" ou *DRESS* (*Drug reaction or rash with eosinophilia and systemic symptoms*), que envolve febre, erupção cutânea, eosinofilia, hepatite, insuficiência renal progressiva e morte devido à vasculite de múltiplos órgãos. Também conhecida como síndrome de hipersensibilidade induzida por drogas (*DIHS – Drug-induced hypersensitivity syndrome*), foi reconhecida pela primeira vez em 1950 por Chaiken, em um paciente em uso de anticonvulsivante. Habitualmente não regride, mesmo com a interrupção do alopurinol e da instituição da terapia com corticosteroides.[405-407] Sua incidência é estimada em ± 0,1% e os fatores de risco incluem predisposição genética, emprego de doses mais altas, insuficiência renal, uso de diuréticos e concentrações mais altas de oxipurinol.[408-410]

Síndrome de *Steven-Johnson* e necrólise epidérmica tóxica podem associar-se ao quadro ou ocorrer de forma isolada, também denominada *SCAR* (*Severe cutaneous adverse reactions*).[411] Essas reações ocorrem com maior frequência em pacientes com insuficiência renal preexistente ou em uso de diurético. Há evidências, também, de maior risco no início imediato do uso da terapia hipouricêmica. Embora não haja, ainda, uma indicação formal para o emprego do alopurinol, nem do febuxostat na abordagem da hiperuricemia assintomática, essa prática tem sido bastante comum nos últimos anos,[412] principalmente em função dos riscos emergentes de uma hiperuricemia sustentada. Esse debate está sendo cada vez mais renovado, mas os benefícios da redução do ácido úrico devem ser equilibrados contra o risco de reações graves.[413-415]

BENZBROMARONA

Outro medicamento muito utilizado no tratamento da hiperuricemia e da gota é a benzbromarona. Trata-se do uricosúrico mais potente já testado na prática clínica, capaz de suprimir totalmente a reabsorção do ácido úrico. O principal mecanismo de ação da benzbromarona foi determinado após a identificação na membrana luminal do túbulo renal proximal do transportador de urato 1 (URAT-1), que é inibido pela droga, suprimindo assim a reabsorção do ácido úrico.[416] Trata-se de um derivado do benzofurano e, após ingestão oral, atinge o pico de concentração plasmática em 2-4 horas, com biodisponibilidade próxima de 50%. Sofre metabolismo hepático pelo CYP2C9 e é excretada principalmente pela bile, não sendo necessário ajuste da dose em pacientes com disfunção renal não terminal. Embora sua meia-vida seja curta, a 6-hidroxibenzbromarona, seu metabólito principal, com as mesmas propriedades uricosúricas, tem meia-vida superior a 24 horas.[417] Tal como acontece com outros potentes medicamentos para baixar os níveis de urato, a prescrição de benzbromarona é iniciada em doses baixas (50 mg/dia), para evitar crises de mobilização devido à redução brusca e súbita dos níveis do AU. As doses podem ser aumentadas até a dose máxima rotulada de 200 mg/dia. A eficácia na redução dos níveis de AU com dose de 100 mg/dia demonstrou ser superior à obtida pelo alopurinol 300 mg/dia ou do probenecide 1.000 mg/dia.[418]

Ensaios recentes, cegos, controlados e randomizados, demonstraram que a eficácia da benzbromarona 200 mg/dia para atingir níveis de AU inferiores a 5 mg/dL é superior ao de alopurinol 2 g/dia. A adição de baixas doses de benzbromarona às doses habituais de alopurinol demonstrou um efeito aditivo na redução dos níveis de AU semelhante ao observado com doses habituais de benzbromarona.[419-420] Ao contrário de outros medicamentos uricosúricos disponíveis, que podem perder eficácia quando a taxa de filtração glomerular (TFG) cai abaixo de 50 mL/min, a benzbromarona demonstrou manter suas propriedades uricosúricas em pacientes com redução leve a moderada da TFG até 20 mL/min,[421] apesar do tratamento concomitante com outros medicamentos que induzem hiperuricemia, como diuréticos e ciclosporina, situação que frequentemente ocorre com os receptores de transplante renal.[422]

Os efeitos adversos associados ao benzbromarona são relativamente incomuns, mas potencialmente graves. Causa diarreia (em 3-4% dos pacientes), cálculos de urato e oxalato, sensação de areia na urina, cólica renal e reações alérgicas em um pequeno número de pacientes. Vários casos de hepatotoxicidade induzida por benzbromarona foram publicados, com relatos de hepatite ativa crônica, que pode ser fatal. O risco estimado de hepatotoxicidade avaliado na Europa é de cerca de 1 em 17 mil pacientes, embora possa ser maior no Japão. Propôs-se que o mecanismo de toxicidade da droga fosse a bioativação da benzbromarona pelo CYP2C9 por meio da hidroxilação sequencial do anel benzofurano, levando a uma toxicidade mitocondrial e indução de apoptose com consequente necrose. Alguns autores recomendam que um aumento gradual das doses ameniza de forma acentuada os risco de hepatotoxicidade, juntamente com o monitoramento regular da função hepática, e concluíram que a retirada do benzbromarona do mercado não era do melhor interesse para os pacientes com gota. Como a benzbromarona é um derivado da cumarina, pode potencializar os efeitos de anticoagulantes que atuam como antagonistas da vitamina K. Para se atingir semelhantes valores da razão normalizada internacional (RNI), os pacientes que fazem uso concomitante de varfarina com benzbromarona necessitam de uma dose 36% menor de varfarina do que aqueles que fazem uso da varfarina isolada (2,5 *vs.* 3,9 mg/dia).[423-424]

Foi realizado um estudo observacional transversal com 48 pacientes (97,9% masculinos com idades entre 35-81 anos – média de 56,6 ± 11,4 anos) com diagnóstico de gota, atendidos no Ambulatório de Reumatologia da Universidade Federal do Paraná entre janeiro de 2009 e novembro de 2010. Os pacientes foram divididos em três grupos: pacientes usando apenas alopurinol (A), apenas benzbromarona (B) e ambos em combinação (A + B). O alopurinol foi iniciado em doses de 100-300 mg/dia, com aumentos progressivos de acordo com a resposta terapêutica. A benzbromarona foi iniciada na dose de 50 mg/dia durante o primeiro mês e aumentado posteriormente, se necessário, para 100 mg/dia. Todos os pacientes continuaram a tomar seus medicamentos habituais, incluindo colchicina. Os níveis de ácido úrico foram verificados a cada 3 meses. O período de tratamento com uricosúricos variou de 12-18 meses. Mais de 70% dos indivíduos apresentaram monoartrite aguda na primeira articulação metatarsofalangiana em algum momento da evolução da doença, e aproximadamente 40% deles experimentaram seu primeiro ataque de gota nessa articulação. Quase metade dos pacientes apresentou gota tofácea crônica. Aproximadamente 25% dos pacientes apresentaram nefrolitíase em algum estágio da doença. Em relação aos medicamentos utilizados, 31 (64,5%) pacientes usavam colchicina, com doses diárias entre 0,5-1 mg. Aproximadamente 40% dos pacientes usavam anti-inflamatórios não esteroides (AINEs) e 18,75% usavam corticosteroides. Na maioria dos casos, o alopurinol foi o medicamento de escolha para reduzir a hiperuricemia (27/38: 71%). Observamos que, nos pacientes que tomavam alopurinol isoladamente, os níveis séricos de urato eram maiores do que naqueles que tomavam benzbromarona isoladamente ou que tomavam uma combinação dos dois medicamentos. Nesse estudo, o alopurinol reduziu os níveis séricos de urato para a faixa normal em 51,8% dos pacientes, a benzbromarona isolada reduziu o urato para níveis normais em 75% dos pacientes e a terapia combinada normalizou a uricemia em 85,7% dos pacientes. A combinação terapêutica de benzbromarona e alopurinol diminuiu significativamente os níveis séricos de urato em pacientes com gota quando comparada ao uso individual de cada um desses agentes. Esse achado é especialmente importante no tratamento de pacientes que não conseguem controlar a hiperuricemia com monoterapia. No grupo de pacientes em uso simultâneo de alopurinol e benzbromarona, os níveis séricos iniciais de urato de 8,2 ± 1,4 mg/dL diminuíram para 4,6 ± 2,3 mg/dL (redução de 47,25% – p < 0,001) após 1 ano. Esse resultado pode ser considerado superior quando comparado ao grupo de pacientes em uso de alopurinol isoladamente e semelhante ao resultado obtido no grupo em uso de benzbromarona isolada. Não ocorreram, no estudo, efeitos adversos graves associados à benzbromarona.[425]

Em estudo comparativo, de características semelhantes, em portadores de gota crônica primária, procurou-se avaliar a eficácia e a segurança do alopurinol e da benzbromarona na redução das concentrações séricas de ácido úrico. Foi um estudo prospectivo, paralelo e aberto com 86 pacientes consecutivos do sexo masculino portadores de gota crônica primária. Quarenta e nove pacientes (26 excretores normais e 23 subexcretores) receberam alopurinol 300 mg/dia e 37 subexcretores receberam benzbromarona 100 mg/dia. Após atingir concentrações estáveis de urato no plasma com tais doses, o tratamento foi então ajustado para se obter concentrações ótimas de urato plasmático (considerados níveis < 6 mg/dL). Os pacientes excretores normais que receberam alopurinol 300 mg/dia apresentaram uma redução média de urato plasmático de 2,75 mg/dL (de 8,60 para 5,85 mg/dL); subexcretores obtiveram uma redução de 3,34 mg/dL (de 9,10 para 5,76 mg/dl). Os pacientes que receberam benzbromarona 100 mg/dia alcançaram uma redução do urato plasmático de 5,04 mg/dL (de 8,58 para 3,54 mg/dL). Cinquenta e três por cento dos pacientes que receberam alopurinol e 100% dos que receberam benzbromarona alcançaram concentrações ideais de urato plasmático nessas doses. Os pacientes que obtiveram piores resultados com o uso de alopurinol 300 mg/dia alcançaram uma concentração plasmática adequada de urato com doses de 450-600 mg/dia, sendo a dose final média de 372 mg/dia. A função renal melhorou, e nenhum caso de litíase renal foi observado entre os pacientes tratados com benzbromarona, cuja dose final média foi de 76 mg/dia. Concluem os autores que a benzbromarona é muito eficaz no controle das concentrações plasmáticas de urato em doses que variam de 50-100 mg/dia. O tratamento uricosúrico é uma abordagem adequada para o tratamento de pacientes com gota que mostram subexcreção de urato.[426]

Resultados semelhantes foram obtidos por Reinders et al., quando compararam eficácia e tolerabilidade do alopurinol 300-600 mg/dia e benzbromarona 100-200 mg/dia. Nessa coorte, os resultados mostraram que mais de 90% dos pacientes que estavam em uso de benzbromarona na dosagem de 100-200 mg/dia apresentaram níveis ideais de AU sérico. Com a dosagem padrão de alopurinol de 200-300 mg/dia não foi possível obter eficácia comparável.[427] A dosagem média utilizada de alopurinol (243 mg/dia) pode ser considerada relativamente baixa, mas não existem dados conclusivos na literatura sobre a eficácia do alopurinol $\geq$ 600 mg/dia, além do que, sabidamente, dosagens mais elevadas (> 300 mg/dia) geralmente não são recomendadas devido a um importante aumento do risco de reações adversas.[428]

Não existe um consenso cientificamente estabelecido de quais seriam os níveis séricos ideais de urato, necessários para obter a eliminação dos depósitos teciduais de urato monossódico em pacientes com gota crônica. Esse estudo observacional prospectivo avaliou a relação entre os níveis séricos de AU durante o tratamento e a velocidade de redução dos tofos em pacientes com gota tofácea crônica. Sessenta e três pacientes com gota tofácea confirmada pela presença de cristais articulares foram tratados com alopurinol, benzbromarona ou terapia combinada para atingir níveis séricos de AU inferiores ao limiar de saturação de urato nos tecidos. Os tofos direcionados para avaliação durante o acompanhamento foram os maiores em diâmetro, observados durante o exame físico. Os resultados demonstraram que aqueles pacientes em uso de benzbromarona isoladamente ou combinados com alopurinol alcançaram maior velocidade de redução dos tofos do que pacientes em uso isolado de alopurinol. Durante a terapia, a velocidade de redução dos tofos foi linearmente relacionada ao nível médio de AU sérico (quanto mais baixos os níveis, mais rápida foi a velocidade de redução). Concluíram que os níveis séricos de AU devem ser reduzidos o suficiente para promover a dissolução dos depósitos de urato em pacientes com gota tofácea. Alopurinol e benzbromarona foram igualmente eficazes quando níveis ideais de urato sérico foram alcançados durante o tratamento. A terapia combinada pode ser útil em pacientes que não demonstram redução suficiente dos níveis séricos de urato com terapia medicamentosa única. A combinação terapêutica de benzbromarona e alopurinol diminuiu significativamente os níveis séricos de urato em pacientes com gota, quando comparada ao uso individual de cada um desses agentes, demonstrando sua importância no tratamento de pacientes que não conseguem controlar a hiperuricemia com monoterapia. Acreditam os autores que a benzbromarona desempenha importante papel no controle da hiperuricemia e da remissão clínica de pacientes com gota refratária.[429]

Em outro estudo avaliando pacientes com disfunção renal, procurou-se determinar se o tratamento combinado com alopurinol e benzbromarona seria mais útil que o tratamento com alopurinol isolado para os pacientes acometidos de gota e hiperuricemia. Selecionaram-se 45 pacientes divididos em 4 grupos de acordo com o tratamento utilizado para baixar os níveis de urato e a depuração da creatinina – grupo A: tratamento único, normofunção renal; grupo B: tratamento único, hipofunção renal; grupo C: tratamento combinado, normofunção renal; e grupo D: tratamento combinado, hipofunção renal. Não houve diferenças nos níveis séricos de AU entre os 4 grupos. A depuração e a excreção diária de urato urinário mostraram valores significativamente altos no grupo C, mas nenhuma diferença foi observada na excreção fracionada de urato entre os 4 grupos. A dosagem de alopurinol no grupo D foi significativamente menor do que nos grupos A e B, de forma que os resultados do estudo sugeriram que o tratamento combinado com alopurinol e benzbromarona para gota e hiperuricemia que acompanha a disfunção renal é mais útil, porque uma dose mais baixa de alopurinol pode ser utilizada e a concentração sérica de oxipurinol é reduzida em comparação com o tratamento com alopurinol único.[430]

Um estudo bastante abrangente procurou avaliar a eficácia e a segurança de alopurinol em comparação com placebo e outras terapias usuais, para baixar os níveis de uricemia no tratamento da gota crônica. Foram selecionados dados obtidos por meio do *Medline, Embase*, agência reguladora do *American College of Rheumatology* (ACR), da *European League Against Rheumatism*

(EULAR) e de bancos de dados de segurança de medicamentos. Os principais resultados de interesse analisados foram a frequência de ataques agudos de gota, a normalização do urato sérico, a dor, a função, a regressão de tofos, eventos adversos e eventos adversos sérios que obrigassem à retirada do estudo e da análise. Foram incluídos 11 estudos (4.531 participantes) que compararam o alopurinol (várias dosagens) com o placebo (2 estudos); febuxostate (4 ensaios); benzbromarona (2 ensaios); colchicina (1 estudo); probenecida (1 estudo); uso do alopurinol de forma contínua *vs.* intermitente (1 estudo) e doses diferentes de alopurinol (1 estudo). Os autores consideraram alopurinol *vs.* placebo a principal comparação, e alopurinol *vs.* febuxostate e benzbromarona como as comparações ativas clínicas mais relevantes, restringindo assim os resultados observados.[431]

Um dos ensaios (57 participantes) indicou que o uso de 300 mg/dia de alopurinol não reduziu a taxa de ataques agudos de gota (2/26) quando comparado com placebo (3/25) com razão de risco de 0,64, IC 95%, 0,12-3,52. No entanto, como era de esperar, aumentou a proporção de participantes que atingem valores de normalidade do AU sérico quando utilizado por mais de 30 dias (25/26 com alopurinol *vs.* 0/25 com placebo, razão de risco: 49,11, IC 95%, 3,15 a 765,58). O número necessário para tratar (NNT) para a obtenção de um resultado benéfico adicional foi de 1.

Em dois estudos (453 participantes), não se observaram efeitos adversos (6% com alopurinol *vs.* 4% com placebo, RR 1,36, IC 95%, 0,61-3,08) ou efeitos adversos graves (2% com alopurinol *vs.* 1% com placebo, RR 1,93, IC 95%, 0,48-7,80), que provocassem a retirada de pacientes do estudo.

Não constaram de nenhum estudo relatos de avaliação de função renal. Evidências de baixa qualidade de 3 estudos com 1.136 participantes indicaram que provavelmente não houve diferença na incidência de ataques agudos de gota com alopurinol com dose de até 300 mg/dia *vs.* febuxostate 80 mg/dia durante um período de 8-24 semanas (21% com alopurinol *vs.* 23% com febuxostat, RR 0,89, IC 95%, 0,71-1,1).

Dois estudos relataram não haver diferença na regressão dos tofos entre alopurinol e febuxostate durante um período de 28-52 semanas, embora não haja registros quanto à redução da dor ou modificação na função.

Dados agrupados de qualidade moderada, de 3 estudos (2.555 participantes) comparando alopurinol até 300 mg/dia *vs.* febuxostate 80 mg/dia, não indicaram diferença no número de retiradas devido a efeitos adversos (7% com alopurinol *vs.* 8% com febuxostate, RR 0,89, IC 95%, 0,62-1,26) ou efeitos adversos graves (4% com alopurinol *vs.* 4% com febuxostat, RR 1,13, IC 95%, 0,71-1,82) durante um período de 24-52 semanas.

Um estudo (65 participantes) sinalizou que pode não haver diferença na incidência de ataques agudos de gota quando comparado alopurinol, em doses de até 600 mg/dia, com benzbromarona até 200 mg/dia durante um período de 4 meses (0/30 com alopurinol *vs.* 1/25 com benzbromarona, RR 0,28, IC 95%, 0,01-6,58).[432]

Com base nos resultados agrupados de 2 estudos (102 participantes), não houve diferença significativa na proporção de participantes que atingiram um nível alvo de urato sérico quando comparados alopurinol *vs.* benzbromarona (58% com alopurinol *vs.* 74% com benzbromarona, RR 0,79, IC 95%, 0,56-1,11).

Dois estudos indicaram que pode não haver diferença no número de participantes que se retiraram devido a efeitos adversos com alopurinol *vs.* benzbromarona durante um período de 4-9 meses (6% com alopurinol *vs.* 7% com benzbromarona). Não houve descrição de efeitos adversos ou adversos graves, nem de regressão de tofos, dor ou alterações nas funções.[433]

PROBENECIDE

A quantidade de urato no organismo é o resultado do balanço entre a ingesta dietética, a síntese endógena e a taxa de excreção. Pode ser o resultado da redução da excreção de ácido úrico (85-90%) ou do aumento da produção (10-15%). Mesmo em indivíduos cuja excreção diária de ácido úrico esteja acima do normal (hiperprodutores), pode ocorrer redução relativa na eliminação renal do ácido úrico, ou seja, tanto a hiperprodução quanto a hipoexcreção contribuiriam para a hiperuricemia.[434] Probenecide, um medicamento usado pela primeira vez para evitar a excreção renal de penicilina, mostrou-se um inibidor do transportador de urato-1 (URAT-1), aumentando a excreção de ácido úrico por meio da inibição da reabsorção tubular proximal do oxipurinol, o metabólito ativo do alopurinol.[435] A combinação de um inibidor da xantina-oxidase com um medicamento uricosúrico é recomendada pelo American College of Rheumatology (ACR) e a *European League Against Rheumatism* (Eular) em pacientes que não atingiram os níveis desejados de urato sérico.[436] Apesar de ser pouco solúvel em água, o probenecide é bem absorvido, com seus níveis plasmáticos sendo atingidos perto de 4 horas após a ingestão oral. Possui forte ligação proteica com um efeito dose-dependente, variando entre 6-12 horas. Recomenda-se iniciar a terapêutica com doses de 500 mg, 2 vezes/dia, com gradual aumento até se atingir os níveis de AU sérico desejado ou até se atingir 2 g/dia, se tolerado, com uma dose máxima absoluta de 3 g/dia. Habitualmente, torna-se mais eficaz com doses fracionadas de 2-3 vezes ao dia, o que habitualmente pode gerar problemas de adesão. Seu processo metabólico é feito principalmente no fígado em glicuronídeo, mas também em derivados hidroxilados e carboxilados, todos excretados por via renal. A terapia combinada com alopurinol e probenecide pode ser usada em pacientes que respondem mal a ambos os agentes isoladamente, resultando em redução adicional do AU sérico. Efeitos colaterais graves devido ao probenecide não são frequentes. Erupções cutâneas e queixas gastrointestinais são relatadas em até 20% dos pacientes, sendo obviamente contraindicado em pacientes com hipersensibilidade à droga ou à classe e em pacientes com ClCr < 50 mL/min, e em pacientes com histórico de urolitíase. Se necessário seu emprego, nesses pacientes, aconselha-se a ingesta de grande quantidade de água, objetivando a alcalinização da urina para impedir o desenvolvimento de cálculos urinários. Atenção deve ser dada àqueles pacientes com hipersensibilidade a medicamentos como a sulfa, na presença de úlcera péptica ou disfunção renal. Os efeitos colaterais incluem anemia hemolítica, anemia aplástica, necrose hepática, cefaleia, tontura, anorexia, dor gengival, síndrome nefrótica, cólica renal, dermatite, prurido, rubor, febre e exacerbação do quadro gotoso. Diminui a depuração renal de muitos medicamentos e, como tal, é usada para elevar as concentrações plasmáticas da penicilina ou outros betalactâmicos, embora existam relatos de que essas associações possam ocasionalmente se associar a distúrbios psiquiátricos. Podem também prolongar ou aumentar a ação das sulfonilureias orais e, assim, aumentar o risco de hipoglicemia.[437] Pode aumentar a eliminação plasmática média de vários medicamentos, incluindo acetaminofeno, indometacina, cetoprofeno, lorazepam, naproxeno e rifampicina. Embora o significado clínico dessa observação não tenha sido estabelecido, uma dose mais baixa dos medicamentos em questão pode ser necessária para produzir o mesmo efeito terapêutico, e os aumentos posológicos dessas drogas devem ser feitas com cautela e com pequenos incrementos. Seu uso durante gravidez e lactação deve ser feito exclusivamente se o benefício justificar o risco potencial perinatal, já que não existem relatos adequados ou estudos bem controlados em fetos humanos. Os estudos com roedores são tranquilizadores, não revelando evidência de teratogenicidade apesar do uso de doses superiores às usadas clinicamente.[438]

Este pequeno estudo terapêutico procurou comparar, a médio prazo, os efeitos do alopurinol e do uricosúrico probenecide em pacientes portadores de gota não complicada. Os resultados se aplicam a 20 pacientes em uso de alopurinol e 17 em terapia uricosúrica. O alopurinol foi administrado em uma dose inicial de 300 mg diariamente, com aumentos gradativos até 600 mg/dia (2 pacientes), quando necessário. O medicamento selecionado para o tratamento uricosúrico foi o probenecide, iniciado na dose de 1 g/dia (1 paciente), aumentada até 2 g/dia (11 pacientes), após 2 semanas de tratamento. Cinco pacientes foram perdidos por motivos diversos. Ao regular a dose desses medicamentos, objetivou-se produzir uma queda satisfatória nos níveis de AU sérico e AU urinário. Considerou-se satisfatória uma queda dos níveis de AU para valores < 6 mg/100 mL entre os homens e mulheres na pós--menopausa e valores < 5 mg/100 mL para mulheres na pré-menopausa. Os pacientes fizeram uso concomitante de colchicina por tempo determinado, na dosagem de 0,5 mg, 2 vezes por dia, com o intuito de evitar crises agudas. A duração média do acompanhamento dos pacientes que fizeram uso de alopurinol foi de 18,6 meses (variação de 10-23 meses), e para aqueles que usaram probenecide foi de 19,6 meses (variação de 11-24 meses). Os intervalos de atendimentos para o acompanhamento dos pacientes foram de 2 semanas, 1 mês, 2 meses e 3 meses; e a cada 3 meses a partir de então. Em ambos os grupos de tratamento, cerca da metade dos pacientes não teve outra crise de gota após o início do tratamento ou elas se tornaram muito menos frequentes. Os poucos pacientes (3 em cada grupo) que apresentavam doença tofácea associada tiveram sua resolução. Uma queda satisfatória nos níveis séricos do AU foi observada nos dois grupos, embora mais acentuada no grupo em uso do alopurinol. Apesar de a resposta clínica e bioquímica ter sido similar e satisfatória, os autores acreditam que o alopurinol pode produzir uma queda mais rápida e maior no níveis de urato do que medicamentos uricosúricos.[439] Esses resultados não encontram consenso quando a análise comparativa é feita com o uricosúrico benzbromarona.

Em um grupo de pacientes portadores de gota que não obtiveram resultados satisfatórios com os inibidores da xantina-oxidase e/ou apresentavam contraindicação à classe desse medicamento, buscou-se determinar a eficácia do probenecide com o intuito de atingir as metas de urato sérico < 0,36 mmol/L na prática clínica. Foram identificados 57 pacientes portadores de gota, com prescrição médica de probenecide, obtidos de um banco de dados de 521 clínicas de reumatologia. Características demográficas, indicações e doses para probenecide, efeitos colaterais e dados laboratoriais, incluindo taxa estimada de filtração glomerular (TFGe) e níveis séricos de AU, foram registrados. Havia 30/57 (53%) pacientes utilizando probenecide em monoterapia e 27/57 (47%) pacientes usando terapia combinada com alopurinol. As concentrações alvo de AU < 0,36 mmol/L foram atingidas em 10/30 (33%) do grupo de monoterapia com probenecida e em 10/27 (37%) do grupo de tratamento combinado. Eventos adversos foram atribuídos em 8/42 (19%) no grupo de monoterapia com probenecida *vs.* 2/15 (13%) no grupo com terapia combinada (pacientes com TFGe ≥ 50 mL/min/1,73). Embora a meta alvo tenha sido alcançada igualmente, os autores concluem que o probenecide tem eficácia moderada como terapia de redução do urato sérico, em pacientes com gota complexa que não respondem ou apresentam intolerância ao alopurinol.[440]

FEBUXOSTATE

Aprovado em 2008, o febuxostate foi o primeiro agente hipouricêmico aprovado pela *Federal Drug Administration* (FDA) em mais de 40 anos. Desde 2012 o febuxostate é recomendado pelas associações de reumatologia como droga de primeira linha na terapia de redução de uratos.[441] É um inibidor não purino da xantina-oxidase, derivado do ácido tiazolocarboxílico, altamente específico. Inibe seletivamente tanto a forma oxidada quanto a reduzida da XO, por mecanismos competitivos e não competitivos. É metabolizado principalmente por oxidação e glicuronidação no fígado, e a eliminação renal (em torno de 10%) desempenha um papel menor em sua farmacocinética. Recomenda-se iniciar a terapêutica com 40 mg/dia, podendo-se dobrar essa dosagem em um período de 2 semanas, se não se obtiver níveis séricos < 6 mg/dL de AU. Embora a meia-vida do composto original e dos principais metabólitos seja significativamente prolongada em pessoas com insuficiência renal, isso não tem se mostrado clinicamente importante. A curva do tempo de concentração plasmática do febuxostate e dos 3 metabólitos ativos aumenta na insuficiência renal grave e não existem dados suficientes para fazer uma recomendação nesse contexto de pacientes, orientando seu uso com cautela, embora não seja considerada uma contraindicação absoluta. Semelhante ao alopurinol, uma elevação das transaminases séricas acima de 3 vezes do limite superior ao normal ocorre em 2-3% dos pacientes, recomendando-se a monitorização das enzimas hepáticas periodicamente, em um período de 2-3 meses após o início do tratamento. Além disso, em comparação com alopurinol, febuxostate não necessita de ajustes de dose e tem menos interações medicamentosas que poderiam limitar sua eficácia ou segurança. Entre os efeitos colaterais identificados estão alterações nas provas de função hepática, quadros diarreicos, erupção cutânea e tontura em pequenas proporções, não parecendo haver reatividade cruzada com alopurinol. A doença cardiovascular não é uma contraindicação ao uso de febuxostate ou do alopurinol, mas existem recomendações de monitorização de sinais e sintomas de infarto do miocárdio, insuficiência cardíaca e acidente vascular encefálico. Dada a capacidade do febuxostate e do alopurinol de dissolver os tofos, existe uma hipótese de que esses agentes possam desestabilizar placas ateroscleróticas (que pode conter urato) nas paredes dos vasos sanguíneos. Seu uso também não é recomendado durante a gravidez ou a amamentação. Vários estudos confirmam a efetividade do febuxostate perante o alopurinol na dose de 300 mg. Grande parte dos países tem seu uso nas doses de 40, 80 ou 120 mg diários.[442-444]

Esse estudo de curto prazo teve como objetivo avaliar a segurança e a eficácia do febuxostate no restabelecimento de concentrações normais de urato sérico em pacientes com gota e níveis de AU > 8 mg/dL. Trata-se de um estudo de fase II, randomizado, duplo-cego e controlado por placebo com 153 pacientes (idades entre 23-80 anos). Os indivíduos receberam febuxostate (40 mg, 80 mg, 120 mg) ou placebo 1 vez ao dia por um período de 28 dias com profilaxia com colchicina por 14 dias antes e 14 dias após a randomização. O desfecho primário foi a proporção de indivíduos com níveis séricos de AU < 6 mg/dL ao final do período de avaliação (28 dias). Naturalmente, maior proporção de pacientes tratados com febuxostate do que de pacientes tratados com placebo atingiu um nível de AU < 6 mg/dL. O nível alvo de AU sérico foi atingido no dia 28, em 0% daqueles que tomaram placebo e em 56% daqueles que tomaram 40 mg, 76% com 80 mg e 94% com o uso de 120 mg de febuxostate. A redução média dos níveis de urato da linha de base para o dia 28 foi de 2% no grupo placebo e de 37% nos grupos de 40 mg, 44% nos de 80 mg e 59% nos grupos de 120 mg de febuxostate. Talvez, com alguma surpresa, tenham ocorrido surtos de gota com frequência semelhante nos grupos placebo (37%) e naqueles em uso de 40 mg de febuxostate (35%). Ocorreu, como esperado, uma frequência maior nos grupos com doses mais altas de febuxostat (43% usando 80 mg; 55% usando 120 mg). Durante a profilaxia da colchicina, surtos de gota ocorreram com menos frequência (de 13 para 8). A incidência de eventos adversos relacionados ao tratamento foi semelhante nos grupos febuxostat e placebo. Os autores concluem que o tratamento com febuxostate resultou em redução significativa dos níveis séricos de AU em todas as dosagens, com segurança e boa tolerabilidade.[445]

Esse estudo, em continuidade com o anterior descrito, com um acompanhamento de 5 anos, avaliou a eficácia e a segurança da terapia a longo prazo com o febuxostate, para a redução dos níveis séricos de urato em indivíduos com gota. O desfecho primário de eficácia demonstrou redução e manutenção dos níveis séricos de urato < 6 mg/dL. Os indivíduos que completaram um estudo anterior de 28 dias foram incluídos e receberam inicialmente febuxostate 80 mg diariamente. Entre as semanas 4 e 24, a dose pôde ser ajustada para 40 ou 120 mg. Todos os indivíduos receberam profilaxia da gota durante as primeiras 4 semanas. Os surtos de gota foram registrados e tratados ao longo do estudo, e os níveis séricos do AU, os valores de referência e os critérios de segurança foram monitorados. Entre 116 indivíduos inicialmente matriculados, foram feitos ajustes de dose em 44 (38%). Como resultado, 8 indivíduos receberam 40 mg de febuxostate, 79 receberam 80 mg e 29 receberam dose de manutenção diária de 120 mg. Aos 5 anos, 93% (54/58) dos indivíduos restantes tinham níveis de urato < 6 mg/dL. Cinquenta e oito indivíduos interromperam prematuramente, sendo que 38 o fizeram no primeiro ano. Treze indivíduos se retiraram devido a um evento adverso. A redução sustentada dos níveis de AU foi associada à eliminação quase completa dos surtos de gota. Em 26 indivíduos com um tofo na linha de base, a resolução foi alcançada em 69% (18/26). Não ocorreram mortes relatadas durante o estudo. Os autores concluem que o tratamento prolongado com febuxostate resultou em uma manutenção durável de níveis séricos de urato < 6 mg/dL para a maioria dos indivíduos. Houve uma abolição quase completa dos surtos gotosos agudos nos pacientes que completaram o estudo. Os tofos observados no início do estudo foram resolvidos na enorme maioria dos indivíduos.[446]

Esse outro estudo avaliou aleatoriamente 762 pacientes com gota e com concentrações séricas de urato de pelo menos 8 mg/dL (480 mcmol/L) para receber febuxostate (80 mg ou 120 mg) ou alopurinol (300 mg) 1 vez ao dia por 52 semanas. O desfecho primário foi alcançar níveis séricos de urato inferiores a 6 mg/dL (360 mcmol/L) nas últimas 3 medições realizadas mensalmente. Os desfechos secundários incluíram redução na incidência de crises gotosas e redução ou resolução dos tofos. A administração de febuxostate ou alopurinol resultou em redução imediata (em 2 semanas) e persistente na concentração sérica de urato; no entanto, os objetivos secundários (redução na incidência de crises de gota e redução ou resolução dos tofos), que habitualmente requerem concentrações séricas de urato inferiores a 6 mg/dL, foram atingidos por proporções significativamente maiores de indivíduos que receberam diariamente febuxostate (80 ou 120 mg) quando comparados aos que receberam alopurinol (300 mg). O desfecho primário foi alcançado em 53% dos pacientes que receberam 80 mg de febuxostate, 62% naqueles que receberam 120 mg e 21% nos que receberam alopurinol com p < 0,001 para a comparação de cada grupo de febuxostate com o grupo alopurinol. Embora a incidência de surtos de gota tenha diminuído com o tratamento continuado, a incidência geral durante as semanas 9-52 foi semelhante em todos os grupos: 64% dos pacientes que receberam 80 mg de febuxostate (p = 0,99 *vs.* alopurinol), 70% daqueles que receberam 120 mg (p = 0,23 *vs.* alopurinol) e 64% daqueles que receberam alopurinol. A redução média na área dos tofos foi de 83% nos pacientes que receberam 80 mg de febuxostate (p = 0,08 *vs.* alopurinol) e de 66% nos pacientes que receberam 120 mg (p = 0,16 *vs.* alopurinol), em comparação com 50% observado nos pacientes que receberam alopurinol. A incidência geral de eventos adversos relacionados ao tratamento foi semelhante para todos os grupos de tratamento, e a maioria teve gravidade leve a moderada. As taxas de descontinuação foram semelhantes nos grupos de 80 mg de febuxostat e alopurinol, mas foram significativamente maiores no grupo que fazia uso de 120 mg de febuxostate (p: 0,003, comparativo aos outros dois grupos), devido principalmente à maior incidência de surtos agudos de gota e eventos adversos. Não ocorreram erupções cutâneas graves ou reações de hipersensibilidade. Quatro dos 507 pacientes nos dois grupos febuxostate (0,8%) e nenhum dos 253 pacientes no grupo alopurinol morreram, embora a diferença não tenha sido estatisticamente significante (p = 0,31). Duas mortes ocorreram no grupo que recebeu 120 mg de febuxostato – uma por câncer de cólon metastático em um homem de 74 anos e uma por parada cardíaca em um homem de 68 anos. Todas as mortes foram por causas que os pesquisadores (ainda cegos para o tratamento) julgaram não estar relacionadas aos medicamentos do estudo. A alta taxa de crises de gota em todos os grupos durante a profilaxia e, principalmente, após a retirada da profilaxia chama a atenção para um paradoxo bem descrito,[447] com implicações importantes para o gerenciamento bem-sucedido do tratamento da gota: o risco de crises agudas de gota aumenta no início do tratamento para baixar os níveis de urato. Esse estudo documenta claramente uma orientação para uma conduta profilática mais sustentada durante o início da terapia para baixar os níveis séricos de urato. Concluíram os autores que o febuxostate, em uma dose diária de 80 mg ou 120 mg, foi mais eficaz que o alopurinol na dose de 300 mg na redução do urato sérico. Reduções semelhantes nos surtos de gota e nas áreas dos tofos ocorreram em todos os grupos de tratamento.[448]

PEGLOTICASE

Um número significativo de pacientes que iniciam a terapia para redução do ácido úrico sérico, por via oral, falha em obter um controle adequado da gota e, principalmente, da resolução de tofos. Vários são os fatores envolvidos nesse comportamento. Desde fatores intrínsecos ao paciente (p. ex., presença de comorbidades, compreensão inadequada de sua doença, adesão imprópria, recusa em aceitar o tratamento em face de surtos transitórios frequentes), fatores médicos (p. ex., falta de diálogo claro com o paciente acerca de sua doença, falha ao estipular fases e metas para o tratamento), até uma intolerância verdadeira ao medicamento ou efeito inadequado do medicamento, também descrito como "resistência parcial".[449-451]

Um estudo retrospectivo recente mostrou que até 69% dos pacientes tratados por via oral para redução da hiperuricemia eram inadequadamente controlados, definidos entre aqueles que mantinham níveis de AU > 6 mg/dL e aqueles acometidos de mais de dois surtos da doença, no espaço de 1 ano. Em relação à gota tofácea, a terapia para redução do AU sérico oral pode dissolver os tofos quando as concentrações alvo do AU são atingidas, embora essa resolução seja habitualmente prolongada [média ± desvio padrão (DP) de 20,8 ± 10,2 meses], exigindo invariavelmente terapia combinada.[452] Dados as taxas consideráveis de resposta inadequada ao tratamento e o prolongado tempo para a resolução dos tofos com as terapias atuais, o desenvolvimento de tratamentos mais eficazes tem sido procurado.

Foi aprovada em setembro de 2010 pela *Food and Drug Administration* a pegloticase como opção de tratamento intravenoso para pacientes com gota crônica refratária a outras terapêuticas disponíveis e para o tratamento/resolução de tofos gotosos. A pegloticase é uma uricase recombinante e alcança efeitos terapêuticos catalisando a oxidação do urato em alantoína, resultando em concentrações diminuídas de ácido úrico. A uricase teoricamente pode permitir a dissolução acelerada dos tofos em intervalos mais curtos, com o potencial de melhorar drasticamente os efeitos incapacitantes crônicos da gota tofácea, naqueles pacientes intolerantes ou que não respondem às terapias atuais.[453-454] É especialmente indicada para o tratamento da gota tofácea crônica debilitante grave, em doentes adultos que podem também ter envolvimento articular erosivo e que não conseguiram normalizar os níveis séricos do AU com inibidores da xantina-oxidase na dose máxima clinicamente apropriada ou para os quais esses medicamentos são contraindicados. Seu uso deve ser feito sob regime hospitalar, já que são relativamente comuns reações de anafilaxia durante sua aplicação ou de efeito retardado. A dose recomendada é de 8 mg de pegloticase administrada na forma de uma perfusão intravenosa em um intervalo de 2 em 2 semanas. Recomenda-se protocolo de pré-medicação para minimizar o risco de reações relacionadas com a perfusão (p. ex., um anti-histamínico na noite anterior e imediatamente antes de cada perfusão). Antes de iniciar o tratamento, e especialmente antes de monitorizar os níveis séricos de ácido úrico, os doentes devem descontinuar a medicação hipouricêmica. A duração do tratamento deverá ser baseada na resposta alcançada (níveis séricos de AU < 6 mg/dL) e na avaliação clínica individualizada. Não há necessidade de ajuste de doses para doentes com disfunção renal leve e/ou moderada, assim como para idosos (idades iguais ou superiores a 65 anos). É contraindicado na presença de hipersensibilidade à substância ativa ou a qualquer um dos excipientes e doenças metabólicas celulares conhecidas, por provocarem hemólise e metahemoglobinemia. Seu uso deverá ser avaliado com base na análise risco/benefício individualizado, considerando seus efeitos no nível de resolução dos tofos, bem como o risco de reações à perfusão, exacerbação do quadro gotoso e risco cardíaco potencialmente elevado.[455-457]

Foram selecionados dados obtidos por meio do *Cochrane Central Register of Controlled Trials* (Central, edição 4, 2013), *Ovid Medline* e *Ovid Embase* por estudos até 13 de maio de 2013, dados da agência reguladora do *American College of Rheumatology* (ACR) e da *European League Against Rheumatism* (EULAR). A pesquisa mais recente foi concluída em 20 de maio de 2013. Essa revisão procurou avaliar os benefícios e malefícios dos tratamentos não cirúrgicos e cirúrgicos para o manejo dos tofos na gota. Foram selecionados todos os ensaios clínicos randomizados (ECR) publicados ou ensaios clínicos controlados com métodos quase randomizados de alocação de participantes, para tratamento de intervenções nos tofos em pacientes adultos. As possíveis intervenções incluíram tratamento farmacológico para baixar o urato (p. ex., benzbromarona, probenecide, alopurinol, febuxostate e pegloticase), remoção cirúrgica ou outras intervenções, como hemodiálise. Os principais desfechos foram número de participantes com resolução completa dos tofos, número de abandonos de participantes do estudo devido a eventos adversos, redução da dor nas articulações, funcionalidade, qualidade de vida, normalização do urato sérico e eventos adversos totais. Foram intencionalmente selecionados aqui dois ECR com a pegloticase, considerada teoricamente a droga mais potente para esse contexto.

Os dois estudos agrupados (225 participantes, 145 com tofos na linha de base) randomizaram os pacientes para um dos três braços: 12 infusões de pegloticase a cada 2 semanas (quinzenalmente), infusão mensal de pegloticase (infusão de pegloticase alternada com infusão de placebo a cada 2 semanas) e placebo (grupo placebo). Alcançar níveis plasmáticos de ácido úrico inferiores a 6 mg dL nos meses 3 e 6 foi o objetivo primário.

Evidência do primeiro estudo mostrou que o desfecho primário foi atingido em 20/43 pacientes no grupo quinzenal (47% – IC 95%, 31% – % – p <0,001), em 8/41 pacientes no grupo mensal (20% – IC 95%, 9-35% – p < 0,04) e, como esperado, em nenhum paciente tratado com placebo (0/20; IC 95%, 0-17%).

Entre os pacientes tratados com pegloticase no segundo estudo, 16/42 no grupo quinzenal (38%; IC 95%, 24-54%) e 21/43 no grupo mensal (49%; IC 95%, 33-65%) alcançaram o desfecho primário. Quando os dados dos dois estudos foram agrupados, o desfecho primário foi alcançado em 36/85 pacientes no grupo quinzenal (42%; IC 95%, 32-54%), 29/84 pacientes no grupo mensal (35%; IC 95%, 24-46%) e 0/43 pacientes no grupo placebo (0%; IC 95%, 0-8%; p < 0,001). Sete mortes (4 em pacientes que receberam pegloticase e 3 no grupo placebo) ocorreram entre a randomização e o fechamento do banco de dados do estudo. Tanto o uso da pegloticase quinzenal quanto seu uso mensal ocasionaram número significativamente importante de abandonos devido a eventos adversos comparados ao placebo, sendo que a maioria ocorreu devido a reações à infusão. Os eventos adversos totais foram altos em todos os grupos de tratamento: 80/85 participantes que receberam pegloticase 2 vezes por semana relataram um evento adverso em comparação com 41/43 do grupo placebo (RR 0,99; IC 95%, 0,91-1,07). Como 80% dos eventos adversos foram causados por crises de gota (provavelmente não relacionadas ao tratamento medicamentoso em si), isso talvez possa explicar a alta taxa de eventos adversos no grupo placebo, que não foram essencialmente tratados. A pegloticase é bem tolerada, mas frequentemente associada às crises de gota e às reações à infusão. Ocorreram relatos de exacerbação da insuficiência cardíaca em 2 pacientes no grupo quinzenal de pegloticase e 1 no grupo mensal. A pegloticase não foi formalmente estudada em pacientes com insuficiência cardíaca congestiva, e os mecanismos pelos quais a pegloticase pode promover exacerbações da ICC não foram caracterizados, mas podem estar potencialmente relacionados à sobrecarga de volume que ocorre durante a infusão, em pacientes com risco inicial aumentado. Assim, é preciso tomar cuidado ao tratar pacientes com ICC crônica com pegloticase, particularmente aqueles em estado descompensado. O ônus dos custos e o perfil de segurança podem limitar seu uso na prática.

Essa análise demonstrou que a pegloticase é provavelmente benéfica no tratamento dos tofos na gota (resolução dos tofos), mas com alto risco de reações adversas à infusão. Concluem que, entre os pacientes com gota crônica, nível sérico elevado de ácido úrico e intolerância ou refratariedade ao alopurinol, o uso de pegloticase 8 mg a cada 2 semanas ou a cada 4 semanas por 6 meses resultou em níveis mais baixos de ácido úrico em comparação com o placebo. No entanto, são necessários mais dados de estudos clínicos randomizados considerando outras intervenções, incluindo a remoção cirúrgica dos tofos.[458]

A infusão de uricase fúngica recombinante também demonstrou ser eficaz na prevenção de nefropatia aguda por ácido úrico devido à lise tumoral em pacientes com neoplasias malignas.[459] No entanto, sua meia-vida curta e sua imunogenicidade potencial limitam seu uso prolongado no tratamento da gota crônica.

AÇÃO DAS DROGAS ANTI-HIPERTENSIVAS – LOSARTANA E BRAs

Alguns autores postulam que a losartana pode reduzir os níveis séricos de ácido úrico em até 20-25%, por meio de um efeito uricosúrico em hipertensos saudáveis e receptores de transplante.[460-465] O efeito uricosúrico da losartana tem sido descrito como semelhante ao observado com agentes uricosúricos clássicos como probenecide. No entanto, esse mecanismo uricosúrico não parece ter qualquer correlação com o antagonismo da angiotensina II, pois outros medicamentos da classe não compartilham dessa mesma propriedade. Por exemplo, outros BRA, incluindo valsartana 80 mg uma vez por dia,[466-469] candesartana 8-16 mg/dia,[470] telmisartana[471] irbesartana,[472] e eprosartana 600 mg,[473-474] não aumentam a uricosúria, não exercendo efeito, portanto, nos níveis séricos do ácido úrico. Diversas experiências, incluindo um modelo de transporte de urato, indicaram que a losartana pode inibir diretamente o URAT-1 nas células tubulares. É o que ocorre com outros compostos uricosúricos, como probenecide e benzbromarona.[475-479]

Uma análise utilizando os dados extraídos do estudo *Comfort Study* procurou comprovar essa ação terapêutica da losartana, comparando seus efeitos com outros BRAs, nas variáveis sanguíneas e no controle da pressão arterial, em pacientes hipertensos tratados com um diurético tiazídico. Foi incluído um total de 118 hipertensos aleatoriamente designados para um regime diário de uma pílula combinada (losartana 50 mg / hidroclorotiazida 12,5 mg) ou de 2 pílulas, contendo um BRA não losartana e um diurético. Os níveis pressóricos foram avaliados em 1, 3 e 6 meses após a randomização, e as alterações nas variáveis sanguíneas, incluindo AU sérico, foram avaliadas durante 6 meses de tratamento. Os resultados demonstraram que os níveis médios de pressão arterial não foram diferentes entre o grupo da pílula combinada (tratamento com losartana) e o grupo controle (BRA, exceto losartana + diurético). Por outro lado, o ácido úrico sérico diminuiu significativamente no grupo da pílula combinada em comparação com o grupo controle (−0,44 *vs.* + 0,10 mg/dL; p = 0,01). Hematócrito, creatinina, sódio e potássio séricos não mostraram diferenças nos dois grupos. Esses resultados, concluem os autores, demonstram o papel da losartana na redução dos níveis séricos do AU, sem afetar o controle pressórico.[480]

Outro estudo, com desenho similar, procurou avaliar os efeitos de dois anti-hipertensivos da classe dos BRA, a candesartana e a losartana, associados a diuréticos, nos níveis séricos do AU, creatinina e fibrinogênio em pacientes com hipertensão e hiperuricemia (considerados aqueles com níveis séricos de AU ácido > 0,42 mmol/L ou 7 mg/dL). Um total de 59 pacientes foi incluído no estudo (30 no grupo losartana e 29 no grupo candesartana). Os pacientes foram randomizados para receber losartana 50-100 mg ou candesartana 8-16 mg por 24 semanas. Na randomização e após 24 semanas, mediram-se PA sistólica e diastólica, AU sérico, creatinina e fibrinogênio. As pressões sistólicas e diastólicas médias foram reduzidas no grupo candesartana, respectivamente de 156 mmHg na linha de base para 132 mmHg em 24 semanas e de 90,9 para 80,8 mmHg, p < 0,0001. No grupo losartana as reduções foram de 150,3 para 132 mmHg e de 89,6 para 77,6, respectivamente, com p < 0001. Os valores médios gerais dos níveis de fibrinogênio foram também reduzidos de 4,39 g/L na linha de base para 4,01 g/L ao final das 24 semanas (p < 0,02). Os valores médios do AU sérico nos grupos losartana e candesartana foram semelhantes no início do estudo (0,44 e 0,46 mmol/L, respectivamente), mas após o período de 24 semanas os pacientes do grupo losartana tiveram uma redução mais acentuada (0,39 e 0,48 mmol/L, p = 0,01). Doze pacientes (44%) no grupo candesartana tiveram um aumento de 10% na creatinina sérica em comparação com 4 pacientes (14,2%) no grupo losartana (p < 0,02), de forma que a candesartana e a losartana diminuíram a pressão arterial, mas apenas a losartana reduziu os níveis de ácido úrico. A queda nos níveis séricos do fibrinogênio nos dois grupos, acreditam os autores, poderia se constituir em um fator a mais para explicar a redução dos casos de acidentes vasculares encefálicos, relatados em alguns estudos, com o uso dos bloqueadores dos receptores da angiotensina II.[481]

Um interessante estudo caso-controle, realizado entre pacientes hipertensos, procurou determinar o risco relativo da incidência de gota associado ao uso de anti-hipertensivos. Foram avaliados todos os casos de gota (n = 24.768) entre adultos, com idades variando entre 20-79 anos, em uma amostra pareada com 50 mil controles. Todos os dados foram extraídos entre janeiro de 2000 e dezembro de 2007 da rede de saúde do Reino Unido, que contém registros médicos computadorizados inseridos por médicos clínicos. Os indivíduos tinham de estar livres de gota e câncer antes de entrar no estudo. Dados sobre cerca de 4 milhões de pacientes são sistematicamente registrados e enviados anonimamente ao banco de dados. Os pacientes incluídos no banco de dados são representativos da população do Reino Unido por idade, sexo e região geográfica.

A coorte final abrangeu 1.775.505 pessoas, seguidas por uma média de 5,2 anos. Da mesma coorte de estudo em que foram constatados os casos de gota, foram amostrados 50 mil controles com a mesma frequência de idade, sexo e características demográficas, sendo aplicados os mesmos critérios de exclusão aos controles e aos casos. Foram avaliados o impacto potencial de medicamentos anti-hipertensivos por classe: diuréticos, β bloqueadores (βB), bloqueadores dos canais de cálcio (BCC), inibidores da enzima de conversão da angiotensina (IECA), losartana e bloqueadores dos receptores não losartana da angiotensina II (BRA). Como a literatura registra que, diferentemente de outros BRA, a losartana apresenta propriedades redutoras de urato, seus efeitos foram avaliados separadamente.[482-484] Após os ajustes para idade, sexo, IMC, visitas ao clínico geral, ingestão de álcool, uso de medicamentos e comorbidades pertinentes, os riscos relativos multivariados da incidência de gota associados ao uso atual de anti-hipertensivos entre os hipertensos (n =

29.138) foram de 0,87 (IC 95%, 0,82-0,93) para BCC, 0,81 (0,70-0,94) para losartana, 2,36 (2,21-2,52) para diuréticos, 1,48 (1,40-1,57) para beta-B, 1,24 (1,17-1,32) para IECA e 1,29 (1,16-1,43) para BRA não losartana. Os riscos relativos multivariados para a duração do uso de BCC entre os hipertensos foram 1,02 (uso por menos de um ano), 0,88 (por 1-1,9 anos) e 0,75 (por dois ou mais anos) e pelo uso da losartana foram 0,98, 0,87, e 0,71, respectivamente (ambos p <0,05 para tendência). Concluem que, compatíveis com suas propriedades redutoras de urato, BCC e losartana, estão associados a menor risco de incidência de gota entre indivíduos com hipertensão. Por outro lado, diuréticos, beta-B, IECA e BRA não losartana estão associados a um risco aumentado de incidência de gota. A magnitude do risco relativo foi mais significativa com o uso de diurético (cerca de 6 casos por 1.000 pessoas/ano) e mais moderada com os demais anti-hipertensivos (1 ou 2 casos por 1.000 pessoas/ano). Essas associações também eram independentes do uso de outros anti-hipertensivos e de outros fatores de risco para a gota e tendiam a se tornar mais fortes com maior duração de uso e dose mais elevada. O presente estudo fornece a primeira evidência em larga escala do efeito diferencial independente dos medicamentos anti-hipertensivos a favor e contra o risco de gota.[485]

DIURÉTICOS

Em um grande percentual de pacientes com hipertensão, a retenção renal de sódio é a alteração primária que contribui para a elevação pressórica. Os diuréticos tiazídicos são anti-hipertensivos de primeira linha, pois ajudam a aumentar a excreção urinária de sódio,[486] além de serem essenciais na redução da morbimortalidade relacionada a AVE e ICC em pacientes hipertensos. No entanto, apesar de sua eficácia no controle adequado da PA, esses medicamentos também estão associados a eventos adversos[487] – entre eles a elevação dos níveis séricos do AU.[488]

O aumento do urato sérico devido ao uso dos diuréticos foi observado em estudos de caso, ensaios clínicos e estudos epidemiológicos e tem sido mais frequentemente atribuído aos diuréticos tiazídicos. Esse aumento já pode ser observado poucos dias após o início do tratamento.[488-489] A hiperuricemia é considerada uma consequência diretamente ligada ao tratamento com a medicação diurética, de modo que, entre algumas diretrizes atuais sobre o manejo da hipertensão, a gota é considerada uma contraindicação para sua administração.[490-491]

Os diuréticos induzem a hiperuricemia aumentando a reabsorção do urato, embora o mecanismo exato não tenha sido completamente elucidado. Observou-se que a hiperuricemia ocorre quando os diuréticos produzem perda suficiente de sal e água como resultado da contração do volume; isso estimula a reabsorção de soluto no túbulo proximal do néfron, com consequente redução da excreção urinária, elevando assim o risco de hiperuricemia.[492-497] Além disso, acredita-se que os diuréticos afetem as proteínas trocadoras de íons na membrana do lúmen dos túbulos proximais no rim, promovendo um aumento ainda maior na reabsorção de sódio e urato, tendo como consequência níveis séricos mais elevados de urato[498-500] e maior possibilidade do desenvolvimento da gota. É bem provável que diferentes diuréticos tenham efeitos diferentes no manuseio renal do urato, mas isso ainda não foi avaliado de forma crítica; pacientes que recebem diuréticos de alça, mais poderosos, têm maior risco de desenvolver gota do que aqueles que recebem os tiazídicos. Curiosamente, verificou-se que a bumetanida possui propriedades uricosúricas.[501]

Em análise contextual raramente avaliada nos estudos clínicos que buscam estabelecer de forma consistente essa associação – uso de diuréticos e desenvolvimento de hiperuricemia e gota –, Janssens et al. relataram que, em seus pacientes gotosos que receberam diuréticos, a gota estava diretamente relacionada à condição para a qual os diuréticos foram prescritos, em vez de ser resultante das próprias drogas.[502] Na verdade isso não é surpreendente, porque, habitualmente, os diuréticos são prescritos para situações como IC ou HAS, que por si sós estão associadas à baixa depuração do urato.[503-504] Mas é, sem dúvida, oportuna e pertinente, porque a maioria das informações sobre hiperuricemia e gota é extraída de observações feitas após a introdução dos diuréticos, em geral para pacientes que já têm essas condições predisponentes, e os dados são extraídos de estudos observacionais habitualmente com pouca atenção crítica. Assim, a sua ação na eliminação do urato pelo rim pode ser simplesmente aditiva, não se constituindo obrigatoriamente em uma causa. À medida que entendemos até que ponto a hiperuricemia secundária ao uso dos diuréticos se deve a uma ação direta e específica desses fármacos na parede tubular ou se eles agem de maneira mais geral, ao reduzir os volumes vasculares, isso sem dúvida aumentará nossa compreensão dessa associação.

Por exemplo, em uma coorte comunitária de adultos brancos, a história de uso de qualquer diurético esteve associada a um risco 2,4 vezes maior de acometimento de gota em mulheres e 3,4 vezes maior risco em homens após o ajuste para HAS e outros fatores de risco.[505] Por outro lado, um estudo de caso-controle de farmacoepidemologia usando registros de um único centro de atenção primária holandês relatou que a associação entre a prescrição de um diurético e o diagnóstico de gota foi nula após ajustes para histórico de hipertensão e outros fatores confundidores.[502] Não há linearidade entre esses achados, até porque as seleções e metodologias científicas aplicadas diferem importantemente entre si. Choi et al., em uma coorte prospectiva baseada na comunidade, com um acompanhamento de 12 anos, relataram que o uso de diurético esteve associado ao desenvolvimento de gota em homens com uma razão de risco de 1,77, IC 95%, 1,42-2,20.[506]

Dados extraídos do estudo ARIC (*Atherosclerosis risk in communities*), com a inclusão de 5.789 participantes com hipertensão, avaliaram o papel do uso dos diuréticos no desenvolvimento da gota. Trinta e sete por cento dos pacientes foram tratados com um diurético. Observou-se, quando se compararam o uso de qualquer diurético *vs.* nenhum diurético, uma razão de risco de 1,48 (IC 95%, 1,11-1,98), o uso de um diurético tiazídico *vs.* um diurético não tiazídico: 1,44 (IC 95%, 1-2,10) e o uso de um diurético de alça *vs.* não diurético de alça: 2,31 (IC 95%, 1,36-3,91), para um aumento na incidência de gota. Os autores concluem que, por meio de um grande estudo prospectivo de base populacional, com adultos hipertensos de meia-idade, tanto os tiazídicos quanto os diuréticos de alça estiveram independentemente associados a um risco aumentado de incidência de gota. Assinalam que poucos participantes acometidos de gota interromperam o uso de um diurético após o diagnóstico.[507]

BETABLOQUEADORES

Embora não tenham uma propriedade hiperuricêmica tão acentuada quanto os diuréticos, os betabloqueadores, incluindo propranolol, atenolol, metoprolol, timolol e alprenolol, também demonstraram aumentar os níveis séricos de AU.[508] Andersen et al., em um estudo comparativo com atenolol 50-100 mg/dia *vs.* bendroflumetiazida, em um período de 12 semanas, observou uma elevação de níveis séricos de AU de até 0,5 mg/dL, no grupo que fez uso do betabloqueador.[509] O mecanismo pelo qual os agentes betabloqueadores produzem tais resultados permanece desconhecido, uma vez que os dados sobre seus efeitos na excreção de urato renal não são claros. A título de exemplo, enquanto doses únicas de atenolol e propranolol não modificaram a depuração renal do AU ou sua excreção urinária de 24 horas em pessoas saudáveis, o propranolol reduziu a depuração renal média do AU em pacientes com hipertensão.[510]

No estudo *AASK* (*African American study of kidney disease and hypertension*), afro-americanos com doença renal crônica foram designados aleatoriamente para metoprolol, ramipril ou amlodipino. Os níveis séricos do AU foram medidos na linha de base e após 12 meses. O uso de medicamentos relacionados à gota foi baseado em prescrições ativas de alopurinol, colchicina ou probenecida durante a consulta inicial da fase de coorte. Dos 630 participantes, 40% eram do sexo feminino, com idade média de 55 anos, níveis séricos de AU com média de 8,2 mg/dL e creatinina sérica média de 1,8 mg/dL. Após 12 meses, o metoprolol aumentou significativamente os níveis séricos de urato (em 0,3 mg/dL), tanto comparado ao ramipril (p: 0,009) quanto ao amlodipino (p = 0,004), que não exerceram qualquer efeito. Ocorreu concomitantemente um significativo aumento no número de hospitalizações relacionadas à gota (razão de risco: 3,87; 0,82-8,26; p = 0,09), e um aumento significativo na necessidade do uso de medicações para seu controle (razão de risco: 1,62; 1,03, 2,54; p = 0,04). Os autores concluem que o emprego do metoprolol aumentou os níveis séricos do AU e a chance da necessidade de empregar medicações para o tratamento da gota em adultos afro-americanos. Os profissionais de saúde que tratam pacientes com doença renal com risco de desenvolvimento de gota devem evitar o metoprolol e possivelmente considerar um IECA.[511]

BLOQUEADORES DOS CANAIS DE CÁLCIO

A associação inversa observada entre o uso de BCC e o risco da incidência de gota possivelmente decorre de sua ação na função renal, já que existem estudos demonstrando um aumento na taxa de filtração glomerular e, consequentemente, nas taxas de depuração do AU e da creatinina. Embora haja um consenso razoável de que os bloqueadores dos canais de cálcio (BCC) diminuem os níveis séricos de ácido úrico, não existe concordância plena de que esse efeito seja exercido pelas diferentes classes de BCC. Tsouli et al., por exemplo, relataram que a nifedipina e o verapamil não exercem nenhum efeito uricosúrico, diferentemente do amlodipino e da felodipina, que diminuem os níveis séricos de ácido úrico.[512]

Várias são as hipóteses fisiopatológicas pelas quais se tentam explicar essas ações: um aumento na excreção de monóxido de nitrogênio,[513] efeitos vasodilatadores renais diretos[514] e/ou diminuição da produção de precursores do ácido úrico, como a hipoxantina nos músculos esqueléticos sob condição anaeróbica, habitualmente induzida por hipertensão ou resistência insulínica.[515]

A disfunção diastólica do ventrículo esquerdo (VE) está associada à hipertensão e à hiperuricemia. No entanto, não está claro se os bloqueadores dos canais de cálcio exercem algum tipo de ação que possibilite melhora na disfunção diastólica do VE por meio de seu efeito uricosúrico. Sustentado nessa premissa, esse interessante estudo procurou investigar os efeitos da terapia anti-hipertensiva e possivelmente hipouricêmica, com dois bloqueadores dos canais de cálcio, cilnidipine (bloqueador dos canais de cálcio L e N, não comercializada no Brasil) e do amlodipino (bloqueador dos canais L) na remodelação reversa do átrio esquerdo. Foram estudados 62 pacientes com hipertensão não tratada, divididos aleatoriamente para cilnidipine ou amlodipino por 48 semanas. A função diastólica do VE foi avaliada por meio das medidas ecodopplercardiográficas clássicas, e os níveis séricos de ácido úrico foram medidos antes e após o tratamento. Ao término de 48 semanas, houve uma redução de pressão arterial sistólica e diastólica de igual magnitude. Ocorreu melhora significativa nos índices ecodopplercardiográficos, assim como importante queda nos níveis séricos do AU em favor do grupo cilnidipine. Quanto maior foi o índice percentual de queda do valor do urato, maior foi a melhora nos padrões ecodopplercardiográficos da disfunção diastólica do VE. Concluem os autores que os bloqueadores dos canais de cálcio do tipo L e N, mas não os do tipo L, podem melhorar a função diastólica do VE em pacientes hipertensos, pelo menos parcialmente, por meio da diminuição dos níveis de ácido úrico.[516]

Há poucos dados disponíveis sobre os efeitos da nifedipina nos prognósticos das anormalidades da função renal e sua evolução ao longo do tempo, em pacientes com angina de peito estável. O estudo *ACTION* [*Uric acid and other renal function parameters in patients with stable angina pectoris participating in the ACTION trial: impact of nifedipine GITS (gastrointestinal therapeutic system) and relation to outcome*], publicado anteriormente, comparou a nifedipina de ação prolongada na dose de 60 mg/dia com placebo em 7.665 pacientes. Os testes laboratoriais habituais, incluindo creatinina e ácido úrico, foram dosados no início do estudo, após 6 meses, 2 e 4 anos e no final do acompanhamento. Foi avaliado, entre outros objetivos, se o uso da nifedipina exercia algum impacto nos marcadores de disfunção renal, com consequências no resultado clínico de pacientes com angina estável. Os resultados mostraram que a nifedipina não teve qualquer efeito na ocorrência de insuficiência renal clínica. Concluem os autores que, em pacientes com angina estável, a nifedipina reduz os níveis de ácido úrico sem afetar outros marcadores de disfunção renal. Da mesma forma, a presença da disfunção renal não alterou os efeitos da nifedipina no resultado clínico final.[485]

Esse pequeno estudo (n: 10) foi desenhado com a finalidade de avaliar os efeitos na pressão sanguínea e na função renal de pacientes hipertensos leves e/ou moderados insuficientemente tratados em monoterapia com betabloqueadores. Utilizou-se uma dose sublingual única de 20 mg de nifedipina. Como era de esperar, a nifedipina induziu uma redução imediata e acentuada da pressão arterial sistólica e diastólica (redução máxima média de 30/22 mmHg, p < 0,001), e, apesar do bloqueio beta, ocorreu um aumento da frequência cardíaca em cerca de 25% dos pacientes. Ocorreu concomitantemente uma acentuada diminuição da resistência vascular renal calculada (p < 0,001). A taxa de excreção urinária de albumina e microglobulina beta-2 aumentou após a nifedipina, refletindo alterações na função glomerular e tubular. A taxa de excreção de ácido úrico aumentou notavelmente após o uso da nifedipina, e a magnitude das alterações pareceu intimamente relacionada ao nível basal da resistência vascular renal. Os resultados indicam que a terapia com nifedipina pode ser vantajosa em pacientes cuja hipertensão é insuficientemente controlada apenas com betabloqueadores. O fluxo sanguíneo renal é mantido, e há uma ação diurética desejável com um aumento da excreção de ácido úrico.[524]

Nesse outro estudo, foram avaliados os efeitos nos níveis séricos do AU em pacientes hipertensos utilizando duas combinações de anti-hipertensivos: losartana com amlodipino ou com hidroclorotiazida. Um total de 60 pacientes hipertensos foram randomizados em dois grupos; o grupo LA recebeu losartana/amlodipino (100/5 mg) 1 vez ao dia, enquanto o grupo LH recebeu losartana/hidroclorotiazida (100/12,5 mg) 1 vez/dia por 3 meses. Em ambos os grupos, os níveis séricos de AU foram medidos no início e no final do estudo. Os pacientes foram avaliados mensalmente quanto à pressão arterial (PA) e eventos adversos. Todos os pacientes apresentaram uma redução significativa da PA de igual significância (LA: de 155/94 para 123/79 mmHg, LH: de 157/92 para 124/78 mmHg, p > 0,05). No grupo LA, o ácido úrico sérico diminuiu de 6,5 ± 1,6 para 4,6 ± 1,3 mg/mL (p = 0,0001), enquanto no grupo LH houve um aumento não significativo de 5,82 ± 1,4 para 5,85 ± 1,5 mg/mL (p = 0,936). Quando os dois grupos foram comparados, encontrou-se uma redução significativa (p < 0,00013) nos níveis séricos de ácido úrico no grupo LA. A hipótese que os autores postulam é a de que o efeitos individuais de ambos os fármacos na uricemia com a combinação LH sejam neutralizados, enquanto na combinação LA seus efeitos sejam adicionados, resultando em significativa redução na uricemia sérica observada.[517] Vale dizer que esses resultados são similares aos encontrados por Oshikawa et al., cujo trabalho demonstrou uma redução dos níveis sérico de AU com a combinação LA e um aumento com a combinação LH, em pacientes com níveis < 5,6 mg/mL.[518]

FENOFIBRATO

Um pequeno estudo procurou avaliar o efeito a curto prazo do fenofibrato na redução dos níveis de urato, em homens portadores de hiperuricemia e gota, sob tratamento com alopurinol. Dez pacientes do sexo masculino (38-74 anos) com história de hiperuricemia, tofos gotosos e gota crônica recorrente, em uso contínuo de alopurinol na dose de 300-900 mg/dia por pelo menos 3 meses, foram analisados em um estudo aberto e cruzado com fenofibrato. As avaliações clínicas e bioquímicas (urato e creatinina, séricos, excreção urinária de urato e creatinina de 24 horas, testes de função hepática, creatina-quinase e lipídeos séricos em jejum) foram realizadas em: (I) linha de base, (II) após 3 semanas de terapia única diária com fenofibrato micronizado 200 mg e (III) 3 semanas após a retirada do fenofibrato. O fenofibrato foi associado a uma redução de 19% no urato sérico após 3 semanas de tratamento (p = 0,004), sem uma alteração significativa na depuração da creatinina. Esse efeito reverteu após um período de retirada do fenofibrato de 3 semanas. O colesterol e os triglicerídeos séricos, como era de esperar, também foram reduzidos. Nenhum paciente desenvolveu quadro gotoso agudo enquanto fazia uso do fenofibrato. Concluem os autores que o fenofibrato tem um efeito rápido e reversível para diminuir os níveis séricos do ácido úrico, em pacientes com hiperuricemia e gota, na profilaxia estabelecida com alopurinol. O fenofibrato pode ser um novo e interessante tratamento potencial para a hiperuricemia e a prevenção da gota, principalmente em pacientes com hiperlipidemia coexistente ou resistentes à terapia convencional para hiperuricemia.[519]

NOVOS MEDICAMENTOS

Canaquinumabe e rilonacept

O canaquinumabe, um anticorpo monoclonal dirigido contra a interleucina 1-beta (IL-1-beta), e o rilonacept, uma proteína de fusão dimérica que atua como inibidor da interleucina 1 (IL-1), já utilizados para o tratamento de síndromes de febre periódicas associadas à criopirina, foram testados no tratamento da gota tofácea crônica e em quadros gotosos de difícil tratamento, respectivamente. Como, sabidamente, os cristais de urato monossódico estimulam a produção e a secreção da IL-1 em monócitos e células mononucleares sinoviais, a busca de mecanismos que promovam sua inibição é indicada. O canaquinumabe, embora não tenha reduzido o número de articulações afetadas, diminuiu a gravidade dos sintomas. O rilonacept evitou efetivamente as recorrências de crises gotosas por até 8 semanas, quando comparado ao acetonido de triancinolona 40 mg por via intramuscular. O custo praticamente invalida seu emprego.[520-521]

Tranilast

O tranilast é um composto disponível em partes da Ásia, com efeitos anti-inflamatórios, antifibróticos e uricosúricos. Utilizado inicialmente para o tratamento da asma brônquica, atualmente está em testes para gota, hiperuricemia e outras condições. Possui ação uricosúria por inibição de todos os principais transportadores de urato reabsortivo, afetando seletivamente o urato sobre o transporte de nicotinato. Esse perfil farmacológico com ação na análise estrutura-função do transporte de urato, teoricamente, tem implicações importantes no tratamento da hiperuricemia e da gota.[522]

Lesinurade

O transportador URAT-1 é um dos membros da família dos transportadores de ácidos orgânicos (OAT), mediado por voltagem, com importância crítica para a homeostase do ácido úrico. Expresso também na membrana basocelular de hepatócitos, regula as concentrações do AU por meio dessas duas locações. Esse grau de importância biológica o tornou um alvo principal para manipulação terapêutica. O lesinurad (RDEA594) é um novo inibidor do URAT-1, com estudos clínicos em andamento. Tem mostrado, até agora, eficácia semelhante ao alopurinol, com boa tolerabilidade.[523]

Um estudo mais recente teve por objetivo avaliar a eficácia e a tolerabilidade do lesinurade, um inibidor seletivo oral do transportador URAT-1, em combinação com alopurinol, comparado com o alopurinol isolado, em pacientes com gota e uma resposta inadequada ao alopurinol. O desfecho primário foi a redução percentual dos níveis séricos basais de AU em um período de 4 semanas. Lesinurade 200, 400 e 600 mg em combinação com alopurinol produziu reduções percentuais médias significativas do AU basal de 16, 22 e 30%, respectivamente. Resultados semelhantes foram observados em pacientes com insuficiência renal leve ou moderada (depuração estimada de creatinina de 30 a < 90 mL/min). A incidência de ≥ 1 evento adverso com o tratamento foi de 46, 48 e 54% com doses de lesinurad de 200, 400 e 600 mg, respectivamente. Os eventos mais frequentes foram crises de gota, artralgia, cefaleia e nasofaringite, não ocorrendo mortes ou eventos adversos graves. Concluem os autores que o lesinurad alcançou reduções clinicamente relevantes e estatisticamente significativas nos níveis séricos do AU em combinação com o alopurinol em uma população que necessita de terapia adicional.[524]

 REFERÊNCIAS BIBLIOGRÁFICAS

360. Dioscurides. Pedanii Dioscuridis Anazarbei: De material medica libri quinque editit. Max Wellmann. Berlin 1907-1914.
361. García-Kutzbach A. Apuntes históricos sobre la gota. "II Simposium de Actualización en Gota". Guatemala, 27 de abril de 1993.
362. Garrod AB. Gout and rheumatic gout. London: Longmans, Green & Co.; 1876.
363. Hormell RS. Notes on the history of rheumatism and gout. New England J Med. 1940;223:754-0.
364. Ruiz-Moreno A. Las afecciones reumáticas en el Corpus Hippocraticum. Buenos Aires, 1941.
365. Stoerk A. An essay on the use and effects of the root of the Colchicum autumnale, or meadow saffron, translated from the Latin. 1764, London: T Becket and PA de Honet.
366. Terkeltaub RA. Clinical Practice: gout. N Engl J Med. 2003;349:1647-55. 10.1056/NEJMcp030733.
367. Abu Bakr Mohammad Ibn Zakariya Razi. Maqale fi al-Naqras. Alexandria Library version; Egypt.
368. Hormell RS. Notes on the history of rheumatism and gout. New England J Med. 1940;223:754-60.
369. Al-Razi. Kitab al-Hawi fi al-tibb. Oxford Bodleian MS Marsh 156, fol. 167a lines 6-12 (also on page 122 in volume 15 of the 1st edition of the 23-volume set of the book. Hyderabad: Osmania Oriental Publications.
370. Ashtiyani SC, Golestanpour A, Shamsi M, Tabatabaei SM, Rhazes MR. Prescriptions in treatment of gout. Iran Red Crescent Med J. 2012 eb;14(2):108-12. Published online 2012 Feb 1.
371. Cannon G. The rise and fall of dietetics and of nutrition science, 4000 BCE-2000 CE. Public Health Nutr. 2005;8:701-5.
372. Abdel-Halim RE. Obesity: 1000 years ago. Lancet. 2005;366:204.
373. Salas-Salvado J, Huetos-Solano MD, García-Lorda P, Bulló M. Diet and dietetics in al-Andalus. Br J Nutr. 2006;96:S100-4.
374. Garrod AB. A treatise on gout and rheumatic gout (rheumatoid arthritis) 3. London: Longmans, Green; 1876.
375. Haig A. Uric acid as a factor in the causation of disease. 7. V.12. London: J & A Churchill; 1908. A contribution to the pathology of high arterial tension, headache, epilepsy, mental depression, gout, rheumatism, diabetes, Bright's disease, and other disorders; p.940.

376. Griebsch A, Kaiser W. Handbuch der Inneren Medizin Bd 7, 5, aufl. Berlin: Springer; 1976. Einfluss exogener purine auf den harnsaurestoffwechsel.

377. Keitel W. The High Priest of gout – Sir Alfred Baring Garrod (1819-1907). Z Rheumatol. 2009;68(10):851-6. doi:10.1007/s00393-009-0541-4. PMID: 19937040.

378. Storey GD. Alfred Baring Garrod (1819-1907). Rheumatology (Oxford). 2001;40(10):1189-90. doi:10.1093/rheumatology/40.10.1189. PMID: 11600751.

379. Dalbeth N, Lauterio TJ, Wolfe HR. Mechanism of action of colchicine in the treatment of gout. Clin Ther. 2014 Oct 1;36(10):1465-79. doi:10.1016/j.clinthera.2014.07.017. Epub 2014 Aug 21.

380. Lauterio TJ, Wolfe HR. Mechanism of action of colchicine in the treatment of gout. Clinical Therapeutics. 2014 Oct 1;36(Issue 10):1465-79.

381. Montseny JJ, Meyrier A, Gherardi RK. Colchicine toxicity in patients with chronic renal failure. Nephrol Dial Transplant. 1996;11(10):2055-8.

382. Schiff D, Drislane FW. Rapid-onset colchicine myoneuropathy. Arthritis Rheum. 1992;35(12):1535-6.

383. Terkeltaub RA, Furst DE, Bennett K, Kook KA, Crockett RS, Davis MW. High versus low dosing of oral colchicine for early acute gout flare: twenty-four-hour outcome of the first multicenter, randomized, double-blind, placebo-controlled, parallel-group, dose-comparison colchicine study. Arthritis Rheum. 2010;62(4):1060-8.

384. Uwe Lange, Christian Schumann, Klaus L Schmidt. Aspects of colchicine therapy: pharmacology, toxicology, classic indications. Z Arztl Fortbild Qualitatssich. 2002 Jan;96(1):59-63.

385. Marinaki S, Skalioti C, Boletis JN. Colchicine in renal diseases: present and future. Curr Pharm Des. 2018;24(6):675-83. doi:10.2174/1381612824666180123101313.

386. Schumacher HR, Edwards LN, Perez-Ruiz F, Becker M, Chen LX, Furst DE. Outcome measures for acute and chronic gout. Journal of Rheumatology. 2004;32(12):2452-5.

387. Ahern MJ, Reid C, Gordon TP. Does colchicine work? Results of the first controlled study in gout. Australian and New Zealand Journal of Medicine. 1987;17:301-4.

388. Cochrane Database of Systematic Reviews. Colchicine for acute gout – Intervention version published: 18 October 2006. https://doi.org/10.1002/14651858.CD006190.

389. Tardif J-C, Kouz S, Waters DD, Bertrand OF, Diaz R, Maggioni AP, et al. Efficacy and safety of low dose colchicine after myocardial infarction. December 26, 2019. N Engl J Med. 2019;381:2497-505. doi:10.1056/NEJMoa1912388.

390. See G. Etudes sur l'acid salicylique et les salicylates: traitement du rhumatisme aigu et chronique, de la goutte, et de diverses affections du system nerveux sensitive par les salicylates. Bull Acad Med Paris. 1877; 6:689-706, 717-54, 926-33, 937-43, 1024-7.

391. Yu T-F, Gutman AB. Study of the paradoxical effects of salicylate in low, intermediate and high dosage on the renal mechanisms for excretion of urate in man. J Clin Invest. 1959;38:1298-315.

392. Alvarez-Lario B, Macarron-Vicente J. Uric acid and evolution. Rheumatology. 2010;49:2010-5.

393. Kippen I, Whitehouse MW, Klinenberg JR. Pharmacology of uricosuric drugs. Ann Rheum Dis. 1974;33:391-6.

394. Rundles RW, Wyngaarden JB, Hitchings GH, Elion GB, Silber-man HR. Effects of a xanthine oxidase inhibitor on thiopurine metabolism, hyperuricaemia and gout. Trans Assoc Am Physicians. 1963;76:126-40.

395. Walter-Sack I, de Vries JX, Kutschker C, Ittensohn A, Voss A. Disposition and uric acid lowering effect of oxipurinol: comparison of different oxipurinol formulations and allopurinol in healthy individuals. Eur J Clin Pharmacol. 1995;49:215-20. doi:10.1007/BF00192382.

396. Becker MA, Schumacher HR Jr, Wortmann RL, MacDonald PA, Palo WA, Eustace D, et al. Febuxostat, a novel nonpurine selective inhibitor of xanthine oxidase: a 28-day, multicenter, phase II, randomized, double-blind, placebo-controlled dose-response clinical trial examining safety and efficacy in patients with gout. Arthritis Rheum. 2005;52:916-23. doi:10.1002/art.20935.

397. Becker MA, Schumacher HR Jr, Wortmann RL, MacDonald PA, Eustace D, Palo WA, et al. Febuxostat compared with allopurinol in patients with hyperuricemia and gout. N Engl J Med. 2005; 353:2450-61. doi:10.1056/NEJMoa050373.

398. Qurie A, Bansal P, Goyal A, Musa R. (2018). Stat Pearls: Allopurinol. Stat Pearls Publishing.

399. Turnheim K, Krivanek P, Oberbauer R. Pharmacokinetics and pharmacodynamics of allopurinol in elderly and young subjects. Br J Clin Pharmacol. 1999 Oct;48(4):501-9. doi:10.1046/j.1365-2125.1999.00041.x.

400. Reiter S, Simmonds HA, Webster DR, Watson AR. On the metabolism of allopurinol. Formation of allopurinol-1-riboside in purine nucleoside phosphorylase deficiency. Biochem Pharmacol. 1983 Jul 15;32(14):2167-74.

401. Murrell GA, Rapeport WG. Clinical pharmacokinetics of allopurinol. Clin Pharmacokinet. 1986 Sep-Oct;11(5):343-53. doi:10.2165/00003088-198611050-00001.

402. Hoeltzenbein M, Stieler K, Panse M, Wacker E, Schaefer C. Allopurinol use furing pregnancy: outcome of 31 prospectively ascertained cases and a phenotype possibly indicative for teratogenucity. PLos One. 2013;8(6):e66637.

403. Seinen ML, de Boer NK, van Hoorn ME, van Bodegraven AA, Bouma G. Safe use of allopurinol and low-dose mercaptopurine therapy during pregnancy in an ulcerative colitis patient. Inflamm Bowel Dis. 2012. 10.1002/ibd.22945.

404. Gavronski M, Hartikainen S, Zharkovsky A. Analysis of potential interactions between warfarin and prescriptions in Estonian outpatients aged 50 years or more. Pharm Pract (Granada). 2012 Jan-Mar;10(1):9-16. Published online 2012 Mar 31. doi:10.4321/s1886-36552012000100003.

405. Markel A. Allopurinol-induced DRESS syndrome. Isr Med Assoc J. 2005;7(10):656-60.

406. Kim SC, Newcomb C, Margolis D, Roy J, Hennessy S. Severe cutaneous reactions requiring hospitalization in allopurinol initiators: a population-based cohort study. Arthritis Care Res. 2013;65:578-84.

407. Auböck J, Fritsch P. Asymptomatic hyperuricemia and allopurinol induced toxic epidermal necrolysis. Br Med J. 1985;290:1969-70.

408. Lee SS, Lin HY, Wang SR, Tsai YY. Allopurinol hypersensitivity syndrome. Zhonghua Min Guo Wei Sheng Wu Ji Mian Yi Xue Za Zhi. 1994;27(3):140-7.

409. Lupton GP, Odom RB. The allopurinol hypersensitivity syndrome. J Am Acad Dermatol. 1979;1(4):365-74.

410. McInnes GT, Lawson DH, Jick H. Acute adverse reactions attributed to allopurinol in hospitalized patients. Ann Rheum Dis. 1981;40:245-9.

411. Roujeau JC, Kelly JP, Naldi L, et al. Medication use and the risk of Stevens-Johnson syndrome or toxic epidermal necrolysis. N Engl J Med. 1995;333(24):1600-7.

412. Brucato A, Cianci F, Carnovale C. Management of hyperuricemia in asymptomatic patints: a critical appraisal. European Journal of Intenal Medicine. 2020 Jan 15. doi:htpps//doi.org/10.1016/j.ejim.2020.01.001. p.8-17, April 01, 2020.

413. Kanbay M, Ozkara A, Selcoki Y, Isik B, Turgut F, Bavbek N, et al. Effect of treatment of hyperuricemia with allopurinol on blood pressure, creatinine clearence, and proteinuria in patients with normal renal functions. International Urology and Nephrology. 2007;39:1227-33.

414. Chao J, Terkeltaub R. A critical reappraisal of allopurinol dosing, safety, and efficacy for hyperuricemia in gout. Current Rheumatology Reports. 2009;11:135-40. Published: 22 March 2009.

415. Zhang W, Doherty M, Bardin T, et al. Eular evidence based recommendations for gout. Part II: management. Report of a task force of the Eular Standing Committee for International Clinical Studies Including Therapeutics (ESCISIT). Ann Rheum Dis. 2006;65:1312-24.

416. Heel RC, Brodgen RN, et al. Benzbromarone: a review of its pharmacological properties and therapeutic use in gout and hyperuricemia. Drugs. 1977;14:349-66.

417. Lee MH, Graham GG, et al. A benefit-risk assessment of benzbromarone in the treatment of gout: was its withdrawal from the market in the best interest of patients? Drug Saf. 2008:31(8):643-65.

418. Perez-Ruiz F, Calabozo M, et al. Efficacy of alopurinol and benzbromarone for the control of hyperuricemia: a patogenic approach to the treatment of primary chronic gout. Ann Rheum Dis. 1998;57(9):545-9.

419. Reinders MK, van Roon EM, et al. Efficacy and tolerability of urate-lowering drugs in gout: a randomized controlled trial of benzbromarone versus probenecid after failure of allopurinol. Ann Rheum Dis. 2009:68(1):51-6.

420. Reinders MK, Haggsma C, et al. A randomized-controlled trial on the efficacy and tolerability with dose escalation os alopurinol 300-600 mg/day versus benzbromarone 100-200 mg/day in patients with gout. Ann Rheum Dis. 2008. doi:10.1136 ard. 2008.091462.

421. Perez-Ruiz F, Calabozo M, Fernandez-Lopes MJ, et al. Treatment of chronic gout in patients with renal function impairment: an open randomized actively controlled. J Clin Rheumatol. 1999;5:49-55.

422. Perez-Ruiz F, Gomes-Ullate P, et al. Long-term efficacy of hyperuricemia treament in renal transplant patients. Nephrol Dial Transplant. 2003;18:603-6.

423. Straube S. Side Effects of Drugs Annual, 2010. Benzbromarone (SEDA-15, 423).

424. Jansen TL, Reinders MK, et al. Benzbromarone withdraw from the European market case of "Absence of evidence is evidence of absence?". Clin Exp Rheumatol. 2004;22:651.

425. Azevedo VF, Buiar PG, Giovanella LH, Severo CR, Carvalho M. Allopurinol, benzbromarone, or a combination in treating patients with gout: analysis of a series of outpatients. Int J Rheumatol. 2014;2014:263720.

426. Perez-Ruiz F, Alonso-Ruiz A, Calabozo M, Herrero-Beites A, García-Erauskin G, Ruiz-Lucea E. Efficacy of allopurinol and benzbromarone for the control of hyperuricaemia: a pathogenic approach to the treatment of primary chronic gout. Annals of the Rheumatic Diseases. 1998;57(9):545-9.

427. Reinders MK, van Roon EN, Houtman PM, Brouwers JRBJ, Jansen TLTA. Biochemical effectiveness of allopurinol and allopurinol-probenecid in previously benzbromarone-treated gout patients. Clinical Rheumatology. 2007;26(9):1459-65.

428. Hande KR, Noone RM, Stone WJ. Severe allopurinol toxicity: description and guidelines for prevention in patients with renal insufficiency. Am J Med. 1984;76:47-56.

429. Perez-Ruiz F, Calabozo M, Pijoan JI, Herrero-Beites AM, Ruibal A. Effect of urate-lowering therapy on the velocity of size reduction of tophi in chronic gout. Arthritis Care and Research. 2002;47(4):356-60.

430. Okabe H, Yamaguchi Y, Saikawa H, Uetake D, Hikita M, Gomi H, et al. Usefulness of combination treatment using allopurinol and benzbromarone for gout and hyperuricemia accompanying renal dysfunction: kinetic analysis of oxypurinol. Nihon Jinzo Gakkai Shi. 2008;50(4):506-12.

431. Seth R, Kydd AS, Buchbinder R, Bombardier C, Edwards CJ. Allopurinol for chronic gout. Cochrane Database Syst Rev. 2014 Oct 14;(10):CD006077. doi:10.1002/14651858. CD006077.pub3.

432. Reinders MK, Haagsma C, Jansen TL, Roon EN, Delsing J, Laar MA, et al. A randomised controlled trial on the efficacy and tolerability with dose escalation of allopurinol 300-600 mg/day versus benzbromarone 100-200 mg/day in patients with gout. Annals of the Rheumatic Diseases. 2009;68(6):892-7.

433. Perez-Ruiz F, Alonso-Ruiz A, Calabozo M, Herrero-Beites A, García-Erauskin G, Ruiz-Lucea E. Efficacy of allopurinol and benzbromarone for the control of hyperuricaemia: a pathogenic approach to the treatment of primary chronic gout. Annals of the Rheumatic Diseases. 1998;57(9):545-9.

434. Terkeltaub RA. Clinical practice: gout. N Engl J Med. 2003;349(17):1647-55.

435. Enomoto A, Kimura H, Chairoungdua A, et al. Molecular identification of a renal urate anion exchanger that regulates blood urate levels. Nature. 2002;417(6887):447-52.

436. Khanna D, FitzGerald JD, Khanna PP, Bae S, Singh M, Neogi T, et al. 2012 American College of Rheumatology guidelines for management of gout. Part 1: Systematic nonpharma-

cologic and pharmacologic therapeutic approaches to hyperuricemia. Arthritis Care Res. 2012;64:1431-46.

437. Terkeltaub R. Gout & Other crystal arthropathies, 2012. doi:https://doi.org/10.1016/C2010-0-65699-9.

438. Weiner CP. Drugs for Pregnant and lactating women (third edition), 2019.

439. Scott JT. Comparison of alopurinol and probenecid: recent advances in the management of gout and hyperuricemia. Annals of the Rheumatic Diseases, 1966. doi:10.1136/ard.25.Suppl 6.623 Corpus ID: 3231 1554.

440. Pui K, et al. Efficacy and tolerability of probenecid as urate-lowering therapy in gout; clinical experience in high-prevalence population. J Rheumatol. 2013 Jun;40:872.

441. Becker MA, Schumacher HR, Wortmann RL, et al. Febuxostat, a novel non purine inhibitor of xanthine oxidase. Arthritis Rheum. 2005;52(3):916-23.

442. Bruce SP. Febuxostat: a selective xanthine oxidase inhibitor for the treatment of hyperuricemia and gout. Ann Pharmacother. 2006;40:2187-94.

443. Takano Y, Hase-Aoki K, Horiuchi H, et al. Selectivity of febuxostat, a novel non-purine inhibitor of xanthine oxidase/xanthine dehydrogenase. Life Sci. 2005;76:1835-47.

444. Goldfarb DS, MacDonald PA, Hunt B, Gunawardhana L. Febuxostat in gout: serum urate response in uric acid overproducers and underexcretors. J Rheumatol. 2011;38:1385-9.

445. Becker MA, Schumacher HR, Jr, Wortmann RL, et al. Febuxostat, a novel nonpurine selective inhibitor of xanthine oxidase: a twenty-eight-day, multicenter, phase II, randomized, double-blind, placebo-controlled, dose-response clinical trial examining safety and efficacy in patients with gout. Arthritis Rheum. 2005;52(3):916-23.

446. Schumacher Jr HR, Becker MA, Lloyd E, MacDonald PA, Lademacher C. Febuxostat in the treatment of gout: 5-yr Findings of the FOCUS Efficacy and Safety Study. Rheumatology (Oxford). 2009 Feb;48(2):188-94. doi:10.1093/rheumatology/ken457.

447. Khosravan R, Mayer M, Grabowski B, Vernillet L, Wu J-T, Joseph-Ridge N. Febuxostat, a novel non-purine selective inhibitor of xanthine oxidase: effect of mild and moderate hepatic impairment on pharmacokinetics, pharmacodynamics, and safety. Arthritis Rheum. 2004;50:S337-S337 abstract.

448. Becker MA, Schumacher HR, Jr, Wortmann RL, et al. Febuxostat compared with allopurinol in patients with hyperuricemia and gout. N Engl J Med. 2005;353(23):2450-61.

449. Sundy JS, Baraf HS, Yood RA, et al. Efficacy and tolerability of pegloticase for the treatment of chronic gout in patients refractory to conventional treatment: two randomized controlled trials. JAMA. 2011;306:711-20.

450. Stamp LK, Merriman TR, Barclay ML, et al. Impaired response or insufficient dosage? Examining the potential causes of "inadequate response" to allopurinol in the treatment of gout. Semin Arthritis Rheum. 2014;44:170-4.

451. Fels E, Sundy JS. Refractory gout: what is it and what to do about it? Curr Opin Rheumatol. 2008;20:198-202.

452. Edwards NL. Quality of care in patients with gout: why is management suboptimal and what can be done about it? Curr Rheumatol Rep. 2011;13:154-9.

453. Baraf HS, Yood RA, Ottery FD, Sundy JS, Becker MA. Infusion-related reactions with pegloticase, a recombinant uricase for the treatment of chronic gout refractory to conventional therapy. J Clin Rheumatol. 2014 Dec;20(8):427-32. doi:10.1097/RHU.0000000000000200.

454. Baraf HS, Becker MA, Gutierrez-Urena SR, Treadwell EL, Vazquez-Mellado J, Rehrig CD, et al. Tophus burden reduction with pegloticase: results from phase 3 randomized trials and open-label extension in patients with chronic gout refractory to conventional therapy. Arthritis Res Ther. 2013 Sep 26;15(5):R137. doi:10.1186/ar4318.

455. Sundy JS, Baraf HSB, Yood RA, Edwards NL, Gutierrez-Urena SR, Treadwell EL, et al. Efficacy and tolerability of pegloticase for the treatment of chronic gout in patients refractory to conventional treatment; two randomized controlled trials. JAMA. 2011;306:711-20.

456. Ciccone A, DiMaggio M, Cozzarelli A, Cozzarell J. A closer look at the use of pegloticase for chronic refractory gout. Podiatry Today. 2019 Oct 29;32(10).

457. Seifried RM, Roberts J. Pegloticase for treatment of tophaceous polyarticular gout. Hawaii J Med Public Health. 2013 Jul;72(7):220-3.

458. Sriranganathan MK, Vinik O, Bombardier C, Edwards CJ. Interventions for Tophi in Gout. Cochrane Database Syst Rev. 2014 Oct 20;(10):CD010069. doi:10.1002/14651858. CD010069.pub2.

459. Masera G, Jankovic M, et al. Urate oxidase prophylaxis of uric acid-induces renal damage in childhood leukemia. J Pediat. 1982;100:152-5.240.

460. Hoieggen A, Alderman MH, Kjeldsen SE, Julius S, Devereux RB, De Faire U, et al. The impact of serum uric acid on cardiovascular outcomes in the LIFE study. Kidney Int. 2004;65:1041-9.

461. Alderman M, Aiyer KJ. Uric acid: role in cardiovascular disease and effects of losartan. Curr Med Res Opin. 2004;20:369-79.

462. Wurzner G, Gerster JC, Chiolero A, Maillard M, Fallab-Stubi CL, Brunner HR, et al. Comparative effects of losartan and irbesartan on serum uric acid in hypertensive patients with hyperuricaemia and gout. J Hypertens. 2001;19:1855-60.

463. Minghelli G, Seydoux C, Goy JJ, Burnier M. Uricosuric effect of the angiotensin II receptor antagonist losartan in heart transplant recipients. Transplantation. 1998;66:268-71.

464. Hamada T, Hisatome I, Kinugasa Y, Matsubara K, Shimizu H, Tanaka H, et al. Effect of the angiotensin II receptor antagonist losartan on uric acid and oxypurine metabolism in healthy subjects. Intern Med. 2002;41:793-96.

465. Ueno S, Hamada T, Taniguchi S, Ohtani N, Miyazaki S, Mizuta E, et al. Effect of antihypertensive drugs on uric acid metabolism in patients with hypertension: cross-sectional cohort study. Drug Res (Stuttg). 2016 Dec;66(12):628-32. doi:10.1055/s-0042-113183. Epub 2016 Sep 19.

466. Elliott WJ, Calhoun DA, DeLucca PT, Gazdick LP, Kerns DE, Zeldin RK. Losartan versus valsartan in the treatment of patients with mild to moderate essential hypertension: data from a multicenter, randomized, double-blind, 12-week trial. Clin Ther. 2001;23:1166-79.

467. Gonzalez-Ortiz M, Mora-Martinez JM, Martinez-Abundis E, Balcazar-Munoz BR. Effect of valsartan on renal handling of uric acid in healthy subjects. J Nephrol. 2000;13:126-8.

468. Monterroso VH, Rodriguez Chavez V, Carbajal ET, Vogel DR, Aroca Martinez GJ, Garcia LH, et al. Use of ambulatory blood pressure monitoring to compare antihypertensive efficacy and safety of two angiotensin II receptor antagonists, losartan and valsartan. Losartan Trial Investigators. Adv Ther. 2000;17:117-31.

469. Muller P, Flesch G, de Gasparo M, Gasparini M, Howald H. Pharmacokinetics and pharmacodynamic effects of the angiotensin II antagonist valsartan at steady state in healthy, normotensive subjects. Eur J Clin Pharmacol. 1997;52:441-9.

470. Manolis AJ, Grossman E, Jelakovic B, Jacovides A, Bernhardi DC, Cabrera WJ, et al. Effects of losartan and candesartan monotherapy and losartan/hydrochlorothiazide combination therapy in patients with mild to moderate hypertension. Losartan Trial Investigators. Clin Ther. 2000;22:1186-203.

471. Burgess ED, Buckley S. Acute natriuretic effect of telmisartan in hypertensive patients. Am J Hypertens. 2000;13:183A.

472. McIntyre M, MacFadyen RJ, Meredith PA, Brouard R, Reid JL. Dose-ranging study of the angiotensin II receptor antagonist irbesartan (SR 47436/BMS-186295) on blood pressure and neurohormonal effects in salt-deplete men. J Cardiovasc Pharmacol. 1996;28:101-6.

473. Puig JG, Mateos F, Buno A, Ortega R, Rodriguez F, Dal-Re R. Effect of eprosartan and losartan on uric acid metabolism in patients with essential hypertension. J Hypertens. 1999;17:1033-9.

474. Ilson BE, Martin DE, Boike SC, Jorkasky DK. The effects of eprosartan, an angiotensin II AT1 receptor antagonist, on uric acid excretion in patients with mild to moderate essential hypertension. J Clin Pharmacol. 1998;38:437-41.

475. Hamada T, Ichida K, Hosoyamada M, Mizuta E, Yanagihara K, Sonoyama K, et al. Uricosuric action of losartan via the inhibition of urate transporter 1 (URAT 1) in hypertensive patients. American Journal of Hypertension. 2008 Oct;21(Issue 10):1157-62.

476. Edwards RM, Trizna W, Stack EJ, Weinstock J. Interaction of nonpeptide angiotensin II receptor antagonists with the urate transport in rat renal brush-border membranes. J Pharmacol Exp Ther. 1996;276:125-9.

477. Enomoto A, Kimura H, Chairoungdua A, Shigeta Y, Jutabha P, Cha SH, et al. Molecular identification of a renal urate anion exchanger that regulates blood urate levels. Nature. 2002;417:447-52.

478. Hosoya T, Kuriyama S, Yoshizawa T, Kobayashi A, Otsuka Y, Ohno I. Effects of combined antihypertensive therapy with losartan/hydrochlorothiazide on uric acid metabolism. Intern Med. 2012;51(18):2509-14. doi:10.2169/internalmedicine.51.7584. Epub 2012 Sep 15. PMID: 22989819.

479. Hamada T, Ichida K, Hosoyamada M, Mizuta E, Yanagihara K, Sonoyama K, et al. Uricosuric action of losartan via the inhibition of urate transporter 1 (URAT 1) in hypertensive patients. Am J Hypertens. 2008;21:1157-62.

480. Matsumura K, Arima H, Tominaga M, Ohtsubo T, Sasaguri T, Fujii K, et al.; Comfort Investigators. Effect of losartan on serum uric acid in hypertension treated with a diuretic: the Comfort Study. Clin Exp Hypertens. 2015;37(3):192-6. doi:10.3109/10641963.2014.933968. Epub 2014 Jul 22.

481. Rayner BL, Trinder YA, Baines D, Isaacs S, Opie LH. Effect of losartan versus candesartan on uric acid, renal function, and fibrinogen in patients with hypertension and hyperuricemia associated with diuretics. Am J Hypertens. 2006 Feb;19(2):208-13.

482. Sakima A, Ohshiro K, Nakada S, Yamazato M, Kohagura K, Nakamoto M, et al. Switching therapy from variable-dose multiple pill to fixed-dose single-pill combinations of angiotensin II receptor blockers and thiazides for hypertension. Clin Exp Hypertens. 2011;33(5):309-15. doi:10.3109/10641963.2010.549260. Epub 2011 Jun 7. PMID: 21649528.

483. Burnier M, Waeber B, Brunner HR. Clinical pharmacology of the angiotensin II receptor antagonist losartan potassium in healthy subjects. J Hypertens Suppl. 1995;13:S23-8.

484. Burnier M, Roch-Ramel F, Brunner HR. Renal effects of angiotensin II receptor blockade in normotensive subjects. Kidney Int. 1996;49:1787-90.

485. Choi HK, Soriano LC, Zhang Y, Rodríguez LAG. Antihypertensive drugs and risk of incident gout among patients with hypertension: population based case-control study. BMJ. 2012;344. doi:https://doi.org/10.1136/bmj.d8190.

486. Burnier M, Bakris G, Williams B. Redefining diuretics use in hypertension: why select a thiazide-like diuretic? J Hhypertens. 2019;37:1574-86.

487. Marco MA, Maynard JW, Baer AN, Gelber AC, Young JH, Alonso A. Diuretic use, increased serum urate and the risk of incident gout in a population-based study of hypertensive adults: the atherosclerosis risk in the communities cohort. Arthritis Rheum. 2012;64:121-9.

514. McAdams-DeMarco MA, Maynard JW, Baer AN, Kao LW, Kottgen A, Cores J. A urate gene-by-diuretic interaction and gout risk in participants with hypertension: results from the ARIC study. Annals of the Rheumatic Disesase. V.72, Issue 5.

488. Langford HG, Blaufox MD, Borhani NO, Curb JD, Molteni A, Schneider KA, et al. Is thiazide-produced uric acid elevation harmful? Analysis of data from the hypertension detection and follow-up program. Arch Intern Med. 1987;147:645-9.

489. ALLHAT- Officers and Coordinators for the ALLHAT Collaborative Research Group. The Antihypertensive and Lipid-Lowering Treatment to Prevent Heart Attack Trial. Major outcomes in high-risk hypertensive patients randomized to angiotensin-converting enzyme inhibitor or calcium channel blocker vs diuretic: JAMA. 2002;288(23):2981-97.

490. Ong HT. The JNC VII hypertension guidelines. JAMA. 2003;290(10):1312. Author reply p.1314-5.

491. WHO. World Health Organisation-International Society of Hypertension (WHO/ISH). Hypertension guidelines. Clin Exp Hypertens. 2004;26:747-52.

492. Savage PJ, Pressel SL, Curb JD, Schron EB, Applegate WB, Black HR, et al. Influence of long--term, low-dose, diuretic-based, antihypertensive therapy on glucose, lipid, uric acid, and potassium levels in older men and women with isolated systolic hypertension: The Systolic Hypertension in the Elderly Program. SHEP Cooperative Research Group. Arch Intern Med. 1998;158(7):741-51.

493. Berglund G, Andersson O, Widgren B. Low-dose antihypertensive treatment with a thiazide diuretic is not diabetogenic: a 10-year controlled trial with bendroflumethiazide. Acta Med Scand. 1986;220(5):419-24.

494. Choi HK, Atkinson K, Karlson EW, Curhan G. Obesity, weight change, hypertension, diuretic use, and risk of gout in men: the health professionals follow-up study. Arch Intern Med. 2005;165(7):742-8.

495. Franse LV, Pahor M, Di Bari M, Shorr RI, Wan JY, Somes GW, et al. Serum uric acid, diuretic treatment and risk of cardiovascular events in the Systolic Hypertension in the Elderly Program (SHEP). J Hypertens. 2000;18(8):1149-54.

496. Hunter DJ, York M, Chaisson CE, Woods R, Niu J, Zhang Y. Recent diuretic use and the risk of recurrent gout attacks: the online case-crossover gout study. J Rheumatol. 2006;33:1341-5.

497. Tykarski A. Evaluation of renal handling of uric acid in essential hypertension: hyperuricemia related to decreased urate secretion. Nephron. 1991;59:364-8.

498. Khan AM. Effect of diuretics on the renal handling of urate. Semin Nephrol. 1988;8305.

499. Steele TH, Oppenheimer S. Factors affecting urate excretion following diuretic administration in man. Am J Med. 1969;47:564-74.

500. Suki WN, Hull AR, Rector FC, Seldin DW. Mechanism of the effect of the thiazide diuretics on calcium and uric acid. J Clin Invest. 1967;461121.

501. Leary WP, Reyes AJ, Wynne RD, van der Byl K. Renal excretory actions of furosemide, of hydrochlorothiazide and of the vasodilator flosequinan in healthy subjects. J Int Med Res. 1990;18:120-41.

502. Janssens HJEM, van de Lisdonk EH, Janssens M, van den Hoogen HJM, Verbeek ALM. Gout, not induced by diuretics? A case-control study from primary care. Ann Rheum Dis. 2006;65:1080-3.

503. Ochiai ME, Barreto ACP, Oliveira MT, Munhoz RT, Morgado PC, Ramires JAF. Uric acid renal excretion and renal insufficiency in decompensated severe heart failure. Eur J Heart Fail. 2005;7:468-74.

504. Scott JT, Higgens CS. Diuretic induced gout: a multifactorial condition. Ann Rheum Dis. 1992;51259-61.

505. McAdams-DeMarco MA, Maynard JW, Baer AN, Kao LW, Kottgen A, Cores J. A urate gene--by-diuretic interaction and gout risk in participants with hypertension: results from the ARIC study. Annals of the Rheumatic Disesase. V.72, Issue 5.

506. Choi HK, Atkinson K, Karlson EW, Curhan G. Obesity, weight change, hypertension, diuretic use, and risk of gout in men: the health professionals follow-up study. Arch Intern Med. 2005;165:742-8.

507. Moriarity JT, Folsom AR, Iribarren C, Nieto FJ, Rosamond RW. Serum uric acid and risk of coronary heart disease: atherosclerosis risk in communities (ARIC) study. Ann Epidemiol. 2000 Apr;10(3):136-43. doi:10.1016/s1047-2797(99)00037-x.

508. Report of Medical Research Council Working Party on Mild to Moderate Hypertension. Adverse reactions to bendrofluazide and propranolol for the treatment of mild hypertension. Lancet. 1981;2:539-43.

509. Andersen GS. Atenolol versus bendroflumethiazide in middle-aged and elderly hypertensives. Acta Med Scand. 1985;218:165-72.

510. Pedersen OL, Jacobsen FK, Stengaard-Pedersen K. Renal uric acid handling is not affected by beta-adrenoceptor blockade in normotensive subjects. Eur J Clin Pharmacol. 1985;28:223-4.

511. Juraschek SP, Appel LJ, Miller III ER. Metoprolol increases uric acid and risk of gout in African Americans with chronic kidney disease attributed to hypertension. American Journal of Hypertension. 2017 Sep;30(Issue 9):871-5. https://doi.org/10.1093/ajh/hpx113.

512. Tsouli S, Liberopoulos E, Mikhailidis D, Athyros V, Elisaf M. Elevated serum uric acid levels in metabolic syndrome: an active component or an innocent bystander? Metabolism. 2006;55:1293-301.

513. Masaki M, Mano T, Eguchi A, Fujiwara S, Sugahara M, Hirotani S, et al. Long-term effects of L- and N-type calcium channel blocker on uric acid levels and left atrial volume in hypertensive patients. Heart Vessels. 2016. Epub ahead of print 29 Jan 2016. doi:10.1007/s00380-016-0796-z.

514. Ruilope L, Kirwan B, de Brouwer S, Danchin N, Fox K, Wagener G, et al. Uric acid and other renal function parameters in patients with stable angina pectoris participating in the Action trial: impact of nifedipine GITS (gastro-intestinal therapeutic system) and relation to outcome. J Hypertens. 2007;25:1711-8.

515. Mizuta E, Hamada T, Igawa O, Shigemasa C, Hisatome I. Calcium antagonists: current and future applications based on new evidence. The mechanisms on lowering serum uric acid level by calcium channel blockers. Clin Calcium. 2010;20:45-50.

516. Masaki M, Mano T, Eguchi A, Fujiwara S, Sugahara M, Hirotani S, et al. Long-term effects of L- and N-type calcium channel blocker on uric acid levels and left atrial volume in hypertensive patients. Heart and Vessels. 2016;31:1826-33.

517. Christensen CK, Lederballe Pedersen O, Mikkelsen E. Renal effects of acute calcium blockade with nifedipine in hypertensive patients receiving beta-adrenoceptor-blocking drugs. Clin Pharmacol Ther. 1982;32:572-6.

518. Oshikawa J, Toya Y, Morita S, Taguri M, Hanaoka K, Hasegawa T, et al. Angiotensin receptor blocker (ARB)-diuretic versus ARB-calcium channel blocker combination therapy for hypertension uncontrolled by ARB monotherapy. Clin Exp Hypertens. 2014;36:244-50.

519. Feher MD, Hepburn AL, Hogarth MB, Ball SG, Kaye SA. Fenofibrate enhances urate reduction in men treated with allopurinol for hyperuricaemia and gout. Rheumatology. 2003;42:321-5. doi:10.1093/rheumatology/keg103.

520. So A, de Meulemeester M, Pikhlak A, et al. Canakinumab for the treatment of acute flares in difficult-to-treat gouty arthritis: results of a multicenter, phase II, dose-ranging study. Arthritis Rheum. 2010;62(10):3064-76.

521. Dubois EA, Rissmann R, Cohen AF. Rilonacept and canakinumab. Br J Clin Pharmacol. 2011 May; 71(5):639-41.doi:10.1111/j.1365-2125.2011.03958.x

522. Mandal AK, Mercado A, Foster A, Zandi-Nejad K, Mount DB. Uricosuric targets of tranilast. Pharmacol Res Perspect. 2017 Apr;5(2):e00291. Published online 2017 Feb 6. doi:10.1002/prp2.291.

523. Lasko B, Sheedy B, Hingorani V, et al. RDEA594, a novel uricosuric agent, significantly reduced serum urate levels and was well tolerated in a phase 2a pilot study in hyperuricemic gout patients. 2009 American College of Rheumatology Annual Scientific Meeting; Philadelphia; 2009.

524. Perez-Ruiz F, Sundy JS, Miner JN, Cravets M, Storgard C; RDEA594-203 Study Group. Lesinurad in combination with allopurinol: results of a phase 2, randomised, double-blind study in patients with gout with an inadequate response to allopurinol. Ann Rheum Dis. 2016 Jun;75(6):1074-80. doi:10.1136/annrheumdis-2015-207919. Epub 2016 Jan 7.

8

O papel da imagem diagnóstica

O diagnóstico definitivo da gota (incluindo a diferenciação da pseudogota e da artrite séptica) exige tradicionalmente a artrocentese. As radiografias tradicionais são em grande parte inúteis no diagnóstico da gota, uma vez que os cristais são relativamente radiolúcidos e as alterações ósseas não ocorrem até fases mais avançadas da doença.[525-526] As radiografias só teriam utilidade no diagnóstico da pseudogota por meio da presença da condrocalcinose. As alterações destrutivas tardias da gota, que podem ser aparentes nas radiografias simples, incluem bordas salientes, erosões e cistos ósseos, podendo distinguir inclusive a gota da artrite reumatoide. O aumento do uso do ultrassom musculoesquelético, principalmente nos EUA (já que seu uso na Europa é antigo), impulsionou muito o rastreamento diagnóstico por esses meios,[527] já que oferece a capacidade de diagnosticar a gota nos intervalos entre as recorrências (quando há pouco líquido nas articulações) ou em pacientes portadores de hiperuricemia assintomática. Possui também a vantagem de permitir o diagnóstico de depósitos tofáceos palpáveis, sem a necessidade da aspiração por agulha, podendo permitir a diferenciação entre gota e pseudogota com base na localização e nas características dos depósitos de cristal.[528] Um aspecto ultrassonográfico característico para o diagnóstico de gota é o "sinal do duplo contorno", caracterizado pela presença de uma camada hiperecoica linear irregular sobre a margem superficial da cartilagem hialina anecoica e paralela ao córtex ósseo, sem sombra acústica posterior. Esse sinal, quando confirmado pela biópsia, apresenta alta sensibilidade e especificidade para o diagnóstico da doença.[529]

A tomografia computadorizada de dupla energia (CTD) é um método que fornece informações que permitem distinguir os cristais de urato da gota, do osso ou da calcificação distrófica. Alguns estudos que examinaram a deposição de cristais articulares e periarticulares com a CTD mostraram altas sensibilidade e especificidade. Pode ser usada independente dos níveis séricos do AU, confirmando a doença em pacientes com níveis séricos normais, ou excluir em pacientes com hiperuricemia.

A ressonância nuclear magnética (RM), embora não seja utilizada rotineiramente para avaliação da gota tofácea, pode ser usada para reconhecer a causa de limitações de movimento, bem como as disfunções motoras ou dolorosas secundárias a alterações em estruturas profundas, quando o acesso ao ultrassom não é adequado. A imagem dos tofos, quando obtidas pela RNM, apresenta-se como uma massa de partes moles justa-articular, com erosões periarticulares e espessamento sinovial. Estudos recentes demonstraram que a RNM pode detectar precocemente erosões articulares que não são radiograficamente aparentes. Uma ressalva importante é que as imagens obtidas pela ressonância magnética podem, em algumas situações, ser confundidas com a osteomielite – particularmente durante o ataque agudo, quando pode haver edema intraósseo e inflamação dos tecidos moles. Dessa forma, a RNM não representa papel relevante para auxílio diagnóstico inicial da gota, não se sugerindo seu uso rotineiro para o diagnóstico da fase inicial de gota em casos de apresentação clínica típica ou atípica.[530-531]

 REFERÊNCIAS BIBLIOGRÁFICAS

525. Perez-Ruiz F, Dalbeth N, Urresola A, de Miguel E, Schlesinger N. Imaging of gout: findings and utility. Arthritis Res Ther. 2009;11(3):232.

526. Dalbeth N, McQueen FM. Use of imaging to evaluate gout and other crystal deposition disorders. Curr Opin Rheumatol. 2009;21(2):124-31.

527. Filippucci E, Scire CA, Delle Sedie A, et al. Ultrasound imaging for the rheumatologist. XXV. Sonographic assessment of the knee in patients with gout and calcium pyrophosphate deposition disease. Clin Exp Rheumatol. 2010;28(1):2-5.

528. de Avila Fernandes E, Kubota ES, Sandim GB, Mitraud SA, Ferrari AJ, Fernandes AR. Ultrasound features of tophi in chronic tophaceous gout. Skeletal Radiol. 2010.

529. Thiele RG, Schlesinger N. Diagnosis of gout by ultrasound. Rheumatology (Oxford). 2007;46(7):1116-21.

530. Carter JD, Kedar RP, Anderson SR, et al. An analysis of MRI and ultrasound imaging in patients with gout who have normal plain radiographs. Rheumatology (Oxford). 2009;48(11):1442-6.

531. Kunkel G, Kaeley G, Thiele R. Comment on: an analysis of MRI and ultrasound imaging in patients with gout who have normal plain radiographs. Rheumatology (Oxford). 2010;49(5):1022-3.

9

Abordagem das crises agudas

N a era moderna, os medicamentos de escolha para o tratamento das crises agudas de gota são os anti-inflamatórios não esteroides (AINEs), enquanto os inibidores seletivos ciclo-oxigenase-2 e os corticosteroides intra-articulares ou sistêmicos são usados com menos frequência. Essa classe conta com drogas de diferentes propriedades farmacocinéticas e farmacodinâmicas, mas que agem de forma semelhante: exercem sua função anti-inflamatória por meio da inibição das enzimas cicloxigenases (COX), que catalisam a transformação do ácido aracdônico, derivado de fosfolipídeos de membrana, em prostaglandinas. Os AINEs podem ser não seletivos (ibuprofeno, indometacina e naproxeno), que inibem as COX do tipo 1 e 2, ou seletivos, para COX-1 (aspirina) ou para COX-2 (celecoxib, eterocoxib, lumiracoxib ou celecoxib). Entre os AINEs comumente prescritos na gota, é tradicional o emprego de indometacina, embora haja evidências de que todos exerçam efeito semelhante na redução da atividade inflamatória aguda na doença. Como os pacientes com gota geralmente têm comorbidades e as doses de anti-inflamatórios prescritas são altas, inibidores de bomba de prótons podem ser utilizados a fim de prevenir danos gastrointestinais, como ulcerações, sangramentos e perfurações. Nesse contexto, os inibidores da COX-2 têm tanto efeito quanto os inibidores da COX-1, e podem ser uma boa opção, embora seu emprego junto com os corticoides sistêmicos não seja recomendado pelo sinergismo da toxicidade gastrointestinal. Mas é importante, devido à toxicidade renal e cardiovascular desses medicamentos, que seu uso seja sempre cuidadosamente analisado e individualizado.[532-533]

CORTICOSTEROIDES INTRA-ARTICULARES

Os corticosteroides intra-articulares são particularmente úteis na gota aguda. Fornecem a resolução mais rápida do surto agudo da gota, trazendo marcada melhora das articulações tratadas em 24 horas. A artrocentese pode ser útil e não deve ser particularmente desconfortável, mesmo com a articulação inflamada. A falta de experiência dos operadores é provavelmente o principal impedimento ao uso mais difundido de corticosteroides intra--articulares. São habitualmente seguros em pacientes com insuficiência renal e talvez devam ser um tratamento de primeira escolha, a menos que haja gota poliarticular, quando seu uso sistêmico se torna a melhor opção. Devido à curta meia-vida da prednisona, a administração 1 vez/dia costuma ser ineficaz, daí sua indicação na dosagem de 30 mg 2 vezes/dia. Os corticosteroides orais são bem absorvidos e geralmente são tão eficazes quanto os esteroides intravenosos. É muito importante iniciar um agente profilático, como a colchicina, ao diminuir gradualmente os corticosteroides, para evitar um surto de rebote na atividade da gota.[534-536]

 REFERÊNCIAS BIBLIOGRÁFICAS

532. Khanna D, Khanna PP, Fitzgerald JD, Singh MK, Bae S, Neogi T, et al. American College of Rheumatology guidelines for management of gout. Part 2: Therapy and antiinflammatory prophylaxis of acute gouty arthritis. Arthritis Care Res. 2012;64:1447-61.

533. van Durme C, Wechalekar MD, Buchbinder R, Schlesinger N, van der Heijde DM, Landewe RB. Non-steroidal anti-inflammatory drugs for acute gout. Cochrane Database Syst Rev. 2014.

534. Wechalekar MD, Vinik O, Schlesinger N, Buchbinder R. Intra-articular glucocorticoids for acute gout. Cochrane Database Syst Rev. *2013 Apr 30;(4):CD009920. doi:10.1002/14651858. CD009920.pub2.*

535. Fernandez C, Noguera R, Gonzalez JA, Pascual E. Treatment of acute attacks of gout with a small dose of intraarticular triamcinolone acetonide. Journal of Rheumatology. 1999;26:2285-6.

536. Komatsu T. Treatment of acute gouty attack with local infiltration of Kenacort-A and the study of gout and hyperuricemia at the Tanabe National Hospital during 1967. Iryo. 1969;23:54-61.

10

Profilaxia das crises de recorrência

Estratégia obrigatória após a remissão completa ou parcial do quadro agudo gotoso é a prevenção de ataques futuros. Por sua importância, essa medida deve ser adotada nas primeiras semanas após um ataque agudo. O desencadeamento de uma crise gotosa aguda geralmente é precipitado por uma liberação de cristais livres na articulação. Os cristais podem ocasionalmente formar-se pela dissolução dos tofos (como ocorre ao se iniciar o tratamento com um agente hipouricêmico) ou podem ser desalojados de depósitos estáveis por trauma. Um rápido declínio no nível sérico de AU também pode precipitar um ataque. Isso geralmente ocorre no início da terapia hipouricêmica ou mais caracteristicamente quando um alcoólatra cessa subitamente de absorver etanol por qualquer motivo.[537]

Habitualmente, duas classes medicamentosas são as indicadas: ou um AINE ou a colchicina. Para indivíduos com quadro de osteoartrite concomitante, recomenda-se a primeira. Adota-se, para a conduta profilática, uma posologia medicamentosa com doses mais baixas, como celecoxibe 200 mg/dia ou naproxeno 375 mg/dia.[538] A profilaxia com colchicina é utilizada preferencialmente naqueles indivíduos com algum grau de intolerância ou contraindicação aos AINEs. Atenção para a toxicidade crônica da colchicina, que costuma se manifestar com um quadro de mioneuropatia que combina sintomas de neuropatia periférica com fraqueza muscular, cursando geralmente com creatina-quinase (CPK) levemente elevada.[539-542]

O uso de doses baixas de corticosteroides como prevenção tem indicação bastante limitada em função do desenvolvimento frequente e precoce de taquifilaxia, sendo necessários aumentos frequentes de dosagem com todos os efeitos colaterais e riscos associados que acompanham seu uso crônico.

Outro aspecto revestido de importância é a duração da profilaxia. Naqueles indivíduos sem depósitos óbvios de tofos e com apenas ataques ocasionais, a profilaxia pode ser necessária por um período não maior do que 2-3 semanas. A profilaxia por vários meses é geralmente recomendada para aqueles pacientes que estão iniciando um agente hipouricêmico, em função de se tornarem mais suscetíveis a crises de recorrências, que habitualmente acompanham a repentina diminuição dos níveis séricos de AU. Geralmente, quanto mais potente o efeito hipouricêmico, mais frequentes e mais graves são os surtos de gota durante os meses iniciais de tratamento hipouricêmico.[543]

Em pacientes com tofos já formados, a profilaxia deve continuar até que todos tenham sido dissolvidos. Recomenda-se, na atualidade, que a melhor maneira de acompanhar a necessidade de profilaxia para as crises de recorrência de gota seja com o uso de ultrassom musculoesquelético, que pode determinar quando todo o material tofáceo foi dissolvido.[544-545]

 ## REFERÊNCIAS BIBLIOGRÁFICAS

537. Latourte A, Bardin T, Richette P. Prophylaxis for acute gout flares after initiation of urate-lowering therapy. Rheumatology. 2014 Nov;53(Issue 11):1920-6. https://doi.org/10.1093/rheumatology/keu157.

538. Jordan KM, Cameron JS, Snaith M, et al. British Society for Rheumatology and British Health Professionals in Rheumatology guideline for the management of gout. Rheumatology. 2007;46:1372-4.

539. Schiff D, Drislane FW. Rapid-onset colchicine myoneuropathy. Arthritis Rheum. 1992;35(12):1535-6.

540. Varughese GI, Varghese AI. Colchicine myoneuropathy: the role of rhabdomyolysis. Nephrology (Carlton). 2006;11(5):481-2.

541. Lai IC, Cheng CY, Chen HH, Chen WY, Chen PY. Colchicine myoneuropathy in chronic renal failure patients with gout. Nephrology (Carlton). 2006;11(2):147-50.

542. Kuncl RW, Duncan G, Watson D, Alderson K, Rogawski MA, Peper M. Colchicine myopathy and neuropathy. N Engl J Med. 1987;316(25):1562-8.

543. Khanna D, Khanna PP, Fitzgerald JD, et al. 2012 American College of Rheumatology guidelines for management of gout. Part 2: therapy and antiinflammatory prophylaxis of acute gouty arthritis. Arthritis Care Res (Hoboken). 2012;64:1447.

544. Zhang Q, Gao F, Sun W, Ma J, Cheng L, Li Z. The diagnostic performance of musculoskeletal ultrasound in gout: a systematic review and meta-analysis. PLoS One. 2018 Jul 6;13(7):e0199672. doi:10.1371/journal.pone.0199672. eCollection 2018.

545. Scirocco C, Rutigliano IM, Finucci A, Iagnocco A. Musculoskeletal ultrasonography in gout. Med Ultrason. 2015;17(4):535-540. doi:10.11152/mu.2013.2066.174.msk.

11

Fatores de risco

A pesar da maior compreensão acerca dos seus mecanismos fisiopatológicos, do maior conhecimento dos fatores de risco envolvidos e de uma disponibilidade de tratamento razoavelmente eficaz, a gota vem aumentando de forma importante sua prevalência.[546-547] As populações em risco estão crescendo, devido, em parte, ao fato da maior longevidade. Sua prevalência varia com fatores como idade, sexo, IMC, PA e função renal. Os principais fatores culturais responsáveis parecem ser dieta, aumento da prevalência da obesidade, uso de álcool e medicamentos que contribuem, ao mesmo tempo, para o aumento das taxas de comorbidades associadas à hiperuricemia e à gota.[548-549] Fisiologicamente, os níveis circulantes de AU aumentam com a idade, sendo mais baixos em mulheres em idade fértil, elevando-se após a menopausa para níveis semelhantes aos dos homens.[550] O consumo excessivo de frutose é um fator de risco modificável, recentemente reconhecido que ultimamente tem sido muito questionado. O debate sobre o papel real da hiperuricemia como fator de risco independente para doenças cardiovasculares, como foi visto nessa revisão, também tem sido bastante renovado.

Há um razoável consenso de que a gota está intimamente associada à síndrome metabólica. Rho et al., em um estudo comparativo de coorte, encontraram uma prevalência da síndrome metabólica de 43,6% naqueles pacientes com gota *vs.* 5,2% na população geral.[551] Tanto a hiperuricemia quanto a síndrome metabólica se correlacionam com o aumento das medidas da circunferência abdominal, como fator independente de risco.[552] A presença da hipertrigliceridemia – outro componente da SM –, mas não a hipercolesterolemia isolada, foi relatada de 75-80% dos pacientes gotosos, sendo apenas parcialmente explicada pelo consumo de álcool e pela obesidade.[553]

Cerca de 22-38% dos pacientes hipertensos apresentam hiperuricemia, com importante aumento de sua prevalência, quando seu tratamento é conduzido com o emprego de diuréticos. A ciclosporina também se constitui em um importante fator, com alta prevalência de gota observada naqueles pacientes transplantados cardíacos, chegando a 24% em um estudo.[554-556]

Inúmeros relatos relativamente recentes, obtidos por meio de estudos *in vitro* e *in vivo*, vêm reforçando a estreita correlação que existe entre o consumo de frutose e o desenvolvimento da síndrome metabólica e da hiperuricemia.[557-558] Há concomitantemente relatos de que seu consumo por vários dias e/ou sua administração intravenosa se associam ao aumento dos níveis séricos de AU em jejum.[559-563] Ratos alimentados com uma dieta rica em frutose desenvolvem hiperuricemia, hipertensão e arteriopatia aferente, que são corrigidas e/ou controladas (incluindo com melhora histomorfo*lógica*) com o uso de alopurinol, febuxostate ou benzbromarona. Essas observações já vêm sendo apresentadas também em humanos.[564-565] Essa constatação vem suscitando forte questionamento científico quanto à real segurança dos atuais níveis de ingestão de frutose.[566-567]

Akhavan et al. administraram 300 kcal de açúcar em indivíduos normais. As cargas de açúcar consistiram em diferentes proporções de glicose e frutose (G/F). Sacarose também foi utilizada. Uma carga de açúcar que consista em 20% de glicose e 80% de frutose foi designada como G20/F80. Os níveis de AU começaram a subir 15 minutos após a carga de açúcar. Aos 45 minutos, o nível de AU aumentou em torno de cerca de 61 mcmol/L no grupo G20/F80, mas apenas a metade no grupo sacarose e no grupo que experimentou G50/F50. Ainda assim, a diferença não foi estatisticamente significante, provavelmente em função do pequeno tamanho da amostra estudada (n = 7). O nível médio basal de ácido úrico nesse estudo foi de 295,9 mcmol/L (± 5,0 mg/dL).[568] No entanto, ainda faltam dados prospectivos definitivos com casuística significativa indicando que o consumo excessivo de frutose a longo prazo contribui efetivamente para o desenvolvimento da hiperuricemia.

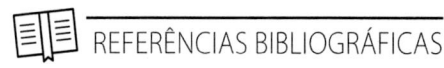 REFERÊNCIAS BIBLIOGRÁFICAS

546. Choi HK, Mount DB, Reginato AM. Pathogenesis of gout. Ann Intern Med. 2005;143(7):499-516.
547. Arrondee E, et al. Epidemiology of gout: is the incidence rising? J Rheumatol. 2002;29:2403-6.
548. Choi HK, Curhan G. Gout: epidemiology and lifestyle choices. Curr Opin Rheumatol. 2005;17(3):341-5.

549. Hak AE, Choi HK. Lifestyle and gout. Curr Opin Rheumatol. 2008;20(2):179-86.

550. Saag KG, Choi H. Epidemiology, risk factors, and lifestyle modifications for gout. Arthritis Res Ther. 2006;8(Suppl.1):S2.

551. Rho YH, Choi SJ, Lee YH, et al. The prevalence of metabolic syndrome in patients with gout: a multicenter study. J Korean Med Sci. 2005;20(6):1029-33.

552. Onat A, Uyarel H, Hergenc G, et al. Serum uric acid is a determinant of metabolic syndrome in a population-based study. Am J Hypertens. 2006;19(10):1055-62.

553. Takahashi S, Yamamoto T, Moriwaki Y, Tsutsumi Z, Higashino K. Impaired lipoprotein metabolism in patients with primary gout: influence of alcohol intake and body weight. Br J Rheumatol. 1994;33(8):731-4.

554. Saglam F, Celik A, Sarioglu S, et al. Hyperuricemia influences chronic cyclosporine nephropathy. Transplant Proc. 2008;40(1):167-70.

555. White M, Haddad H, Leblanc MH, et al. Conversion from cyclosporine microemulsion to tacrolimus-based immunoprophylaxis improves cholesterol profile in heart transplant recipients with treated but persistent dyslipidemia: the Canadian multicentre randomized trial of tacrolimus vs cyclosporine microemulsion. J Heart Lung Transplant. 2005;24(7):798-809.

556. Noordzij TC, Leunissen KM, van Hooff JP. Renal handling of urate and the incidence of gouty arthritis during cyclosporine and diuretic use. Transplantation. 1991;52(1):64-7.

557. Nakagawa T, Hu H, Zharikov S, et al. A causal role for uric acid in fructose-induced metabolic syndrome. Am J Physiol Renal Physiol. 2006;290(3):F625-F631.

558. Nakagawa T, Tuttle KR, Short RA, Johnson RJ. Hypothesis: fructose-induced hyperuricemia as a causal mechanism for the epidemic of the metabolic syndrome. Nat Clin Pract Nephrol. 2005;1(2):80-6.

559. Nakagawa T, Hu H, Zharikov S, Tuttle KR, Short RA, Glushakova O, et al. A causal role for uric acid in fructose-induced metabolic syndrome. Am J Physiol Renal Physiol. 2006;290:F625-F631. doi:10.1152/ajprenal.00140.2005.

560. Hallfrisch J. Metabolic effects of dietary fructose. Faseb J. 1990;4:2652-60.

561. Kaneko C, Ogura J, Sasaki S, Okamoto K, Kobayashi M, Kuwayama K, et al. Fructose suppresses uric acid excretion to the intestinal lumen as a result of the induction of oxidative stress by NADPH oxidase activation. Biochim Biophys Acta. 2017;1861:559-66. doi:10.1016/j.bbagen.2016.11.042.

562. Cox CL, Stanhope KL, Schwarz JM, Graham JL, Hatcher B, Griffen SC, et al. Consumption of fructose- but not glucose-sweetened beverages for 10 weeks increases circulating concentrations of uric acid, retinol binding protein-4, and gamma-glutamyl transferase activity in overweight/obese humans. Nutr Metab. 2012;9:68. doi:10.1186/1743-7075-9-68.

563. Abdelmalek MF, Lazo M, Horska A, Bonekamp S, Lipkin EW, Balasubramanyam A, et al. Higher dietary fructose is associated with impaired hepatic adenosine triphosphate homeostasis in obese individuals with type 2 diabetes. Hepatology. 2012;56:952-60. doi:10.1002/hep.25741.

564. Sanchez-Lozada LG, Tapia E, Bautista-Garcia P, et al. Effects of febuxostat on metabolic and renal alterations in rats with fructose-induced metabolic syndrome. Am J Physiol Renal Physiol. 2008;294(4):F710-F718.

565. Siu YP, Leung KT, Tong MK, Kwan TH. Use of allopurinol in slowing the progression of renal disease through its ability to lower serum uric acid level. Am J Kidney Dis. 2006;47(1):51-9.

566. White JS. Misconceptions about high-fructose corn syrup: is it uniquely responsible for obesity, reactive dicarbonyl compounds, and advanced glycation endproducts? J Nutr. 2009;139(6):1219S-1227S.

567. White JS. Straight talk about high-fructose corn syrup: what it is and what it ain't. Am J Clin Nutr. 2008;88(6):1716S-1721S.

568. Akhavan T, Anderson GH. Effects of glucose-to-fructose ratios in solutions on subjective satiety, food intake, and satiety hormones in young men. Am J Clin Nutr. 2007;86(5):1354-63.

12

Importância da dieta

Nos últimos anos, vem ocorrendo, especialmente em países mais desenvolvidos, um aumento nítido e importante no peso corporal médio da população adulta e infantil. Além da gota, o sobrepeso e a obesidade estão fortemente associados ao DM2, DAC, HAS, AVE, hiperlipidemia, doença da vesícula biliar, doença articular degenerativa, apneia do sono e vários tipos de câncer (incluindo mama, colorretal endometrial e renal). Choi et al. demonstraram que o risco relativo de gota foi de 1,95, para homens com IMC de 25-29,3, a 2,33 para homens com IMC de 30-34,9 e um RR de 2,97 para IMC de ≥ 35, em comparação com homens cujo IMC foi de 21-22,9.[569]

Níveis elevados de AU estão associados à ingesta de carne vermelha, frutose (bebidas açucaradas) e cerveja. Infelizmente, a redução máxima de urato sérico alcançada com a dieta é de ± 1 mg/dL ou até de 15%, se acompanhada de significativa redução de peso, o que torna as opções farmacológicas necessárias para a grande maioria dos pacientes com hiperuricemia e gota. Embora não existam dúvidas acerca dos benefícios da perda de peso, paradoxalmente existem estudos demonstrando que o jejum, em função da cetose, pode também ocasionar ataques agudos de gota.[570]

Café, laticínios e vitamina C são alguns alimentos específicos que parecem diminuir os níveis séricos do ácido úrico. Em um pequeno estudo, a utilização de doses de 4 g de vitamina C ocasionou uma diminuição, em poucas horas, dos níveis séricos de AU, tendo alcançado uma queda de até 1,2-3,1 g/dL, naqueles indivíduos que utilizaram 8 g/dia.[571] Vários estudos metabólicos e um recente estudo randomizado, duplo-cego, controlado por placebo demonstraram que uma maior ingestão de vitamina C reduz significativamente os níveis séricos de ácido úrico. No entanto, sua relação direta com o risco de desenvolvimento de gota ainda é desconhecida. Foi realizada uma avaliação prospectiva de 1986 a 2006, com participantes (n: 46.994) do sexo masculino, na tentativa de estabelecer uma relação entre a ingestão de vitamina C e o risco de incidência de gota em pacientes sem histórico da doença no início do estudo. Foi utilizado um questionário suplementar para documentar os critérios estabelecidos pelo *American College of Rheumatology* (ACR) para o diagnóstico da gota. A ingestão de vitamina C foi avaliada a cada 4 anos por meio de questionários validados. Durante os 20 anos de acompanhamento, foram documentados 1.317 casos confirmados de incidência de gota. Comparando-se com aqueles indivíduos que ingeriam < 250 mg/dia, o risco relativo multivariado (RR) de gota, para aqueles com ingesta de 500-509 mg/d, foi de 0,83 (IC 95%, 0,71-0,97), para uma ingestão total de vitamina C de 1.000-1.499 mg/d, a RR foi de 0,66 (0,52-0,86), e, para uma ingesta > 1.500 mg/d, a RR foi de 0,55 (0,38-0,80) com p < 0,001 para tendência. O RR multivariado por aumento de 500 mg na ingestão diária total de vitamina C foi de 0,83 (IC 95%, 0,77-0,90). Em comparação com indivíduos que não usaram vitamina C suplementar, o RR multivariado da gota foi de 0,66 (IC 95%, 0,49-0,88) para a ingestão suplementar de vitamina C de 1.000-1.499 mg/d e de 0,55 (0,36-0,86) para uma ingesta de > 1.500 mg/d com p < 0,001 para tendência. Concluem que maior ingestão de vitamina C está independentemente associada a menor risco de gota, mostrando-se como uma alternativa benéfica em sua prevenção.[572]

Moderação do consumo de álcool, dietas sob medida para controlar o tamanho das porções no sentido de manter o peso corporal ideal e tentar reduzir a resistência à insulina são mudanças no estilo de vida que deveriam ser adotadas, nem sempre lembradas pelos médicos.[573-574] Alguns autores creem que há uma forte correlação entre a ingestão de refrigerantes contendo açúcar e os níveis séricos de AU. Após o ajuste para algumas variáveis, Choi et al. demonstraram que aqueles indivíduos que consumiam 4 ou mais porções de refrigerantes por dia tinham níveis séricos de AU em média 0,42 mg/dL mais altos do que aqueles sem ingestão de refrigerantes adoçados, tendo o risco de hiperuricemia aumentado em 1,8 vez.[575] Em outro estudo, em uma observação conduzida exclusivamente no sexo masculino, a associação foi ainda de maior valor.[576]

Mas, infelizmente, também houve associação positiva com o consumo de frutas contendo frutose, como maçãs e laranjas, embora, curiosamente, o consumo de cerejas e proteínas vegetais tenha sido associado a um risco mais reduzido. Schlesinger, em uma análise sobre fatores dietéticos e hiperuricemia, observou que uma carga aguda de purina pode elevar o nível sérico de AU em até 1-2 mg/dL em apenas 24 horas – suficiente para explicar os frequentes ataques gotosos que ocorrem após copiosas refeições em fins de semanas e feriados.[577]

Com relação às bebidas alcoólicas, a cerveja (que tem alto teor de purina) parece aumentar mais os níveis de AU por grama de álcool ingerido e parece estar associada a um risco maior de desenvolvimento de gota do que as bebidas destiladas. A ingestão modesta de vinho (1 ou 2 taças por dia) não foi significativamente associada ao aumento do risco de gota.[578-580]

Existem relatos na literatura acerca de um possível benefício hipouricêmico na ingestão de suco de cereja. Uma pesquisa no *PubMed* resultou em dois ensaios intervencionistas. Em um estudo, os níveis de urato no plasma diminuíram 14,5%, cinco horas após a ingestão de 280 g de cerejas vermelhas após um jejum noturno. Os indivíduos estudados se constituíam de 10 mulheres na pré-menopausa, saudáveis, com peso normal e níveis médios normais de urato plasmático. Outras frutas não foram eficazes. No outro estudo, constituído de corredores de maratona utilizando suco de cereja, os níveis de AU decresceram 2-3 mg/dL após a corrida, em comparação com o placebo. Não ficou claro se o efeito exercido pelo suco de cereja aumentava a excreção de AU ou diminuía sua produção. O nível basal de AU também foi ligeiramente menor no grupo de suco de cereja. Um efeito hipouricêmico e um efeito anti-inflamatório foram atribuídos ao suco de cereja.[581-582] Um estudo realizado em 1950 com 12 pacientes portadores de gota sugeriu que 0,2 kg de cerejas (diversas variedades eram eficazes) ou uma quantidade equivalente de suco de cereja impedia ataques de gota, embora seu mecanismo hipouricêmico não esteja esclarecido.[583-584]

 ## REFERÊNCIAS BIBLIOGRÁFICAS

569. Choi HK, Atkinson K, Karlson EW, Curhan G. Obesity, weight change, hypertension, diuretic use, and risk of gout in men: the health professionals follow-up study. Arch Intern Med. 2005;165(7):742-8.

570. Kerndt PR, Naughton JL, Driscoll CE, Loxterkamp DA. Fasting: the history, pathophysiology and complications. West J Med. 1982;137(5):379-99.

571. Stein HB, Hasan A, Fox IH. Ascorbic acid-induced uricosuria: a consequency of megavitamin therapy. Ann Intern Med. 1976;84(4):385-8.

572. Choi HK, Gao X, Curhan G. Vitamin C intake and the risk of gout in men: a prospective study. Arch Intern Med. 2009;169(5):502-7.

573. Choi HK. A prescription for lifestyle change in patients with hyperuricemia and gout. Curr Opin Rheumatol. 2010;22(2):165-72.

574. Richette P, Doherty M, Pascual E, et al. 2016 updated Eular evidence-based recommendations for the management of gout. Ann Rheum Dis. 2017;76:29.

575. Choi JW, Ford ES, Gao X, Choi HK. Sugar-sweetened soft drinks, diet soft drinks, and serum uric acid level: The Third National Health and Nutrition Examination Survey. Arthritis Rheum. 2008;59(1):109-16.

576. Choi HK, Curhan G. Soft drinks, fructose consumption, and the risk of gout in men: prospective cohort study. BMJ. 2008;336(7639):309-12.

577. Schlesinger N. Dietary factors and hyperuricaemia. Curr Pharm Des. 2005;11(32):4133-8.

578. Gibson T, Rodgers AV, Simmonds HA, Toseland P. Beer drinking and its effect on uric acid. Br J Rheumatol. 1984 Aug;23(3):203-9.

579. Choi HK, Atkinson K, Karlson EW, Willett W, Curhan G. Alcohol intake and risk of incident gout in men: a prospective study. Lancet. 2004;363(9417):1277-81.

580. Zhang Y, Chaisson CE, Niu J, McAlindon TE, Hunter D. Alchool comsuption as a trigger of recurrent gout attacks. AJM On Line Clinical Research Study. V.19, Issue 9. P880. E11-800. E16. September 01, 2006.

581. Jacob RA, Spinozzi GM, Simon VA, et al. Consumption of cherries lowers plasma urate in healthy women. J Nutr. 2003;133(6):1826-9.

582. Howatson G, McHugh MP, Hill JA, et al. Influence of tart cherry juice on indices of recovery following marathon running. Scand J Med Sci Sports. 2009.

583. Kelley DS, Rasooly R, Jacob RA, Kader AA, Mackey BE. Consumption of Bing sweet cherries lowers circulating concentrations of inflammation markers in healthy men and women. J Nutr. 2006;136(4):981-6.

584. Blau LW. Cherry diet control for gout and arthritis. Tex Rep Biol Med. 1950;8(3):309-11.

13

Artigos de atualização

Este capítulo analisa publicações de 2020, abordando contextos diversos relacionados ao tema central do livro, demonstrando, com certeza, que muitas controvérsias ainda não foram dirimidas e que estudos futuros e em andamento devem fornecer evidências mais robustas e consistentes.

O presente estudo tentou estabelecer se a terapia para redução dos níveis de urato sérico (febuxostate *vs.* alopurinol) exerce algum tipo de efeito sobre a pressão arterial e a incidência de eventos cardíacos adversos maiores (ECAM) em pacientes adultos com hiperuricemia. Ensaios clínicos randomizados com resultados de pressão arterial, mortalidade por todas as causas, infarto do miocárdio e acidente vascular encefálico foram pesquisados no banco de dados *PubMed* e *Cochrane*. A análise conjunta de estudos em pacientes hiperuricêmicos não mostrou qualquer diferença entre o febuxostate 40 mg e o alopurinol 100/300 mg/dia, com relação à redução da pressão arterial sistólica (MD -0,72 com IC 95%, -4,87-6,31) ou diastólica (MD -0,56 com IC 95%, -4,28-3,15). Também não foram observadas diferenças significativas na mortalidade por todas as causas (OR 1,21 com IC 95%, 0,35-4,12) e infarto do miocárdio (IM) (OR 1,38 com IC 95%, 0,19-9,94). Os resultados relativos aos AVEs não tiveram relatos suficientes para uma análise mais precisa. Assim, os autores concluíram que a terapia para redução dos níveis séricos de urato (febuxostate *vs.* alopurinol) pode ser empregada, quando necessário, a pacientes portadores de HAS, mostrando-se segura, sem exercer qualquer efeito significativo nos níveis pressóricos entre pacientes adultos com hiperuricemia.[585]

Não existe, até o momento, consenso estabelecido sobre o real papel dos níveis anormais de ácido úrico sérico no prognóstico dos pacientes submetidos a hemodiálise. Esse estudo, que manteve o grau de controvérsias que o assunto em si suporta, procurou investigar os efeitos da hiperuricemia no risco de morte por todas as causas e morte cardíaca nesse contexto de pacientes. Foi um estudo de coorte retrospectivo, que incluiu pacientes sob regime de hemodiálise de manutenção em dois centros de hemodiálise, no período de 1º de janeiro de 2007 a 31 de outubro de 2017. Ao todo, 325 pacientes com idade média de 59,7 + 14,7 anos, sendo 195 homens (60%), foram incluídos, com um acompanhamento médio de 37 meses. Os pacientes foram divididos por quartis de 1 a 4 (do menor para o maior) com base nos níveis séricos do AU. Embora não tenha havido diferença significativa na variabilidade do AU entre os dois grupos, os níveis séricos de urato foram significativamente maiores no grupo sobrevivente do que no grupo óbito. Um total de 45 dos 81 pacientes (55,6%) no quartil 1 sofreu morte por todas as causas; contra 19 de 82 (23,2%) no quartil 4 (OR, 0,2; IC 95%, 0,1-0,5). Vinte e cinco dos 81 pacientes no quartil 1 (30,9%) tiveram morte cardíaca, contra 11 de 82 (13,4%) no quartil 4 (OR, 0,3; IC 95%, 0,2-0,8). Após ajustes para idade, doença renal primária, acesso vascular, albumina sérica e variabilidade do AU, os valores de OR e IC 95% para morte por todas as causas e morte cardíaca foram 0,3 e 0,1-0,7 (p: 0,001) e 0,6 e 0,2-1,4 (p: 0,101), respectivamente. Concluíram que os níveis séricos mais baixos de ácido úrico estiveram intimamente relacionados à mortalidade por todas as causas em pacientes submetidos a hemodiálise. Embora os níveis de AU não tenham tido efeito significativo sobre a morte cardíaca, eles demonstraram um bom valor preditivo para prognóstico a longo prazo em pacientes sob regime de hemodiálise.[586]

Esse estudo investigou as associações entre hospitalização por hiperuricemia, pressão de pulso (PP) e insuficiência cardíaca (IC) entre idosos, em uma população da comunidade. Estudos têm sugerido a possibilidade de uma relação entre hiperuricemia e a pressão de pulso (PP) com o desenvolvimento de IC. Ainda se questiona se o papel exercido pela PP é sinérgico com a presença da hiperuricemia ou se age intermediando a relação causal da IC, especialmente em pacientes idosos.

Essa coorte incluiu 1.665 adultos com idade ≥ 65 anos, provenientes da Pesquisa Nacional de Nutrição e Saúde em Taiwan. Um total de 228 idosos foi hospitalizado por IC, e 692 faleceram durante um período médio de 12 anos de acompanhamento (1999 a 2012). A incidência de IC foi de 14,2 por 1.000 pessoas/ano. Pressão de pulso elevado (quartil superior) e hiperuricemia (≥ 6 mg/dL [mulheres] e 7 mg/dL [homens]) correlacionaram-se significativamente com a incidência de IC (taxa de risco e IC 95%, 2.131; 1.625-2.794

e 1.433; 1.071-1,918, respectivamente). Essas taxas permaneceram elevadas mesmo após associações e ajustes pertinentes. Concluem que tanto a hiperuricemia quanto valores elevados da pressão de pulso estiveram associados à hospitalização por IC nessa população idosa e que a utilização da combinação desses dois parâmetros melhoraria de forma importante a estratificação de risco na previsão da incidência de insuficiência cardíaca.[587]

Esse outro estudo procurou investigar a associação entre hiperuricemia e mortalidade por todas as causas em pacientes idosos com síndrome coronariana aguda (SCA). Foi um estudo de coorte retrospectivo que incluiu 711 pacientes com idade ≥ 75 anos, internados entre janeiro de 2013 e dezembro de 2017. Foram analisados os níveis séricos de AU e eventos hospitalares em um seguimento de 1 ano. Modelos de regressão logística multivariáveis foram usados para analisar os fatores de risco para eventos hospitalares e mortalidade por todas as causas. Os níveis de AU foram maiores nos homens do que nas mulheres (381,4 ± 110,1 *vs.* 349,3 ± 119,1 mcmol/L). A prevalência de hipertensão (80,5 *vs.* 72,6%), fibrilação atrial (16,2 *vs.* 9,5%) e insuficiência cardíaca grave (61,0 *vs.* 44,2%) foi maior em pacientes com hiperuricemia comparados com aqueles com níveis normais de urato sérico. Durante o seguimento de 1 ano, 135 pacientes morreram (19%), e a mortalidade por todas as causas foi também maior em pacientes com hiperuricemia do que em pacientes com AU normal (23,1 *vs.* 16,7%). A hiperuricemia correlacionou-se ainda à taquicardia ventricular hospitalar e à mortalidade por todas as causas (OR 1.799, IC 95%, 1.050-3.081; OR = 1.512, IC 95%, 1.028-2.225, respectivamente). Modelos de análises de regressão multivariáveis mostraram que a hiperuricemia foi um fator de risco independente de mortalidade por todas as causas, em 1 ano, em mulheres (OR 2,539, IC 95%, 1,001-6,453), mas não em homens (OR 0,931, IC 95%, 0,466-1.858), após o ajuste para variáveis de confusão.[588]

No primeiro estudo epidemiológico populacional realizado na Bulgária,[589] com a finalidade de estudar a prevalência da hiperuricemia, por idade e sexo, e as principais comorbidades a ela relacionadas, foi avaliada uma amostra nacionalmente representativa de 1.442 pacientes búlgaros. O estudo foi realizado de outubro de 2016 a janeiro de 2018, com dois grupos de pacientes. O primeiro grupo incluiu 1.242 pacientes com doença cardiovascular (DCV) ou síndrome metabólica (SM) concomitantes, com dados contendo informações sobre as características demográficas e clínicas dos pacientes, como eventos e diagnósticos clínicos. O segundo grupo incluiu 200 pacientes, com o intuito de determinar se os níveis séricos de ácido úrico podem ser utilizados para avaliação do *status* metabólico em pacientes com insuficiência cardíaca (IC). Analisaram-se suas correlações com os níveis séricos de creatinina, taxa de filtração glomerular, dose diurética hospitalar, fração de ejeção do ventrículo esquerdo e glicemia, durante o seguimento e com visitas após a alta hospitalar.

A hiperuricemia foi definida com níveis séricos de urato > 421 mcmol/L em homens e > 321 mcmol/L em mulheres. Os pacientes foram estratificados por sexo em três grupos, dependendo dos valores do AU. Em indivíduos do sexo feminino, foram considerados reduzidos valores de até 140 mcmol/L; considerados normais valores entre 141-320 mcmol/L; e níveis elevados, acima de 321 mcmol/L. Em indivíduos do sexo masculino, valores de até 200 mcmol/L foram considerados reduzidos; normais, entre 200-420 mcmol/L; e elevados, acima de 421 mcmol/L.

Após as análises pertinentes, os autores consideram que as principais conclusões do estudo são: foram encontrados níveis aumentados de AU em 183 (39,4%) das mulheres e em 238 (30,6%) dos homens. No grupo de pacientes com IC (CF NYHA II-IV), nenhuma relação estatisticamente significante foi estabelecida entre os níveis séricos do ácido úrico e sua etiologia, idade, ou sexo (p > 0,05). Observou-se uma correlação estatisticamente significativa e positiva com os níveis de creatinina sérica e com a ocorrência de fibrilação atrial com OR = 1,141, IC 95% (1,01; 1,287). Salienta-se que esses dados são corroborados por achados de outros autores, mostrando que níveis elevados de ácido úrico são marcadores de risco para FA.[590-591] Quase a metade dos pacientes com sobrepeso e obesidade (IMC ≥ 25) apresentou níveis aumentados de AU e gota (r = 0,173, p < 0,0001); as taxas de incidência de hiperuricemia foram relativamente mais baixas em indivíduos mais jovens (6,2% na faixa etária de até 44 anos), porém aumentaram consideravelmente na faixa etária entre 45-65 anos (até 46,1%) e no grupo de pacientes acima de 65 anos (até 47,7%), e o número de pacientes tratados com medicamentos redutores do AU foi surpreendentemente baixo.

De forma que, encerram os autores, ficou constatado que a prevalência de hiperuricemia no grupo estudado de pacientes búlgaros foi consideravelmente maior (33%) em comparação com os dados existentes e relatados para outras populações na Europa. A prevalência estimada de hiperuricemia nos países europeus e nos EUA é de 2-18% da população geral.[589]

Uma das grandes dúvidas acerca do uso de medicamentos redutores do ácido úrico é exatamente se o seu emprego deve ser utilizado em pacientes hiperuricêmicos assintomáticos. Pelo menos para pacientes portadores de doença arterial coronária e acidente vascular encefálico, parece que esse estudo responde ao questionamento. O estudo procurou avaliar se o emprego da terapia redutora de urato exerceria algum benefício na atenuação do desenvolvimento de doenças cardiovasculares em pacientes portadores de gota. Para comparar os riscos de doença arterial coronariana (DAC), acidente vascular encefálico (AVE) e insuficiência cardíaca (IC) entre usuários e não usuários de drogas redutoras do urato sérico em pacientes portadores de gota, foi realizado um estudo de coorte retrospectivo do *National Health Insurance Research Database*, baseado na população, em Taiwan. Entre 2000 e 2012, foi incluído um total de 4.072 pacientes. As taxas gerais de incidência de DAC, AVE e IC foram comparadas entre 2.036 pacientes em uso de medicações redutoras de urato e 2.036 sem a medicação. As taxas de incidência de DAC foram de 1,3 e 1,7 por 100 pessoas/ano para usuários e não usuários de medicação. Os usuários de medicação apresentaram uma taxa de risco ajustada (aHR) mais baixa para DAC (aHR 0,7, IC 95%, 0,55-0,89) e para AVE (aHR 0,68, IC 95%, 0,5-0,92), em comparação com os não usuários. O efeito sobre a incidência de IC apresentou resultado neutro (aHR 0,92, IC 95%, 0,58-1,45). As análises de subgrupos indicaram que os agentes uricosúricos tiveram um efeito significativo na prevenção do desenvolvimento de DAC e AVC, sendo que a proteção contra o desenvolvimento de DAC pelos agentes uricosúricos parecia ter uma tendência de dose-resposta. Concluem afirmando que o emprego de drogas redutoras dos níveis séricos de urato se associaram a menores riscos de incidência de DAC e de AVE, devendo, portanto, ser recomendadas para pacientes portadores de gota.[592]

Muitas diretrizes importantes recomendam o emprego dos inibidores da xantina-oxidase (IXO) como terapia de primeira linha para baixar os níveis de urato no tratamento da hiperuricemia e da gota crônica. Permanece controverso, no entanto, se essa postura recomendada modifica os riscos cardiovasculares. Em um estudo que guarda similaridade com o relato anterior, em pacientes portadores de hiperuricemia acompanhada ou não de gota, foram avaliados o risco cardiovascular, o risco da incidência de eventos cardiovasculares maiores (MACE) e o risco-benefício cardiovascular do emprego de drogas hipouricêmicas, em diversos subgrupos de risco, procurando especificar os diferentes perfis de segurança.

Foram extraídos dados do *PubMed, Embase, Cochrane Library, Wanfang, Chongqing VIP* (CQVIP, en.cqvip.com) e *China National Knowledge Infrastructure Database* para estudos de coorte prospectivos e ensaios clínicos randomizados (ECR). Os medicamentos potenciais incluíam inibidores da XO e uricosúricos. Como desfecho primário, o estudo definiu, como grandes eventos cardiovasculares maiores (ECAM), morte cardiovascular, infarto do miocárdio não fatal, acidente vascular encefálico não fatal e angina instável com necessidade de revascularização coronária urgente. Estabeleceu-se como desfecho secundário a ocorrência de outras alterações CV, como arritmias, insuficiência cardíaca, doença cardíaca coronariana e doença vascular periférica. Sete estudos de coorte prospectivos e 17 ECR foram incluídos. Os riscos de ambos os principais eventos cardiovasculares adversos maiores (RR 1,72, IC 95%, 1,28-2,33) e outras alterações cardiovasculares (RR 1,35, IC 95%, 1,12-1,62) foram maiores na população com hiperuricemia, quando comparados aos normouricêmicos. Em sete ECR em que os inibidores da xantina-oxidase (IXO) foram comparados com nenhum tratamento ou placebo, os resultados de 5 estudos de baixo risco CV mostraram que sua utilização levou a uma diminuição tanto dos riscos de ECAM (RR 0,35, IC 95%, 0,20-0,62) quanto de outras alterações CV (RR 0,61, IC 95%, 0,44-0,85); dois estudos de alto risco cardiovascular mostraram que os efeitos terapêuticos dos IXO foram mais expressivos no grupo com outras alterações CV do que no grupo dos ECAM. Em nove ECR em que a segurança cardiovascular entre febuxostate e alopurinol foi comparada, não foi encontrada diferença estatística nos riscos cardiovasculares. Concluíram os autores que a população portadora de hiperuricemia tem, seguramente, maior incidência de eventos cardiovasculares, que podem ser reduzidos com o emprego de terapia para redução dos níveis séricos de AU. Do ponto de vista da segurança cardiovascular, o emprego do febuxostato se igualou ao uso do alopurinol.[593]

O estudo PRIZE (*Program of vascular evaluation under uric acid control by xanthine oxidase inhibitor, febuxostat: multicenter, randomized controlled*) foi um ensaio clínico multicêntrico, prospectivo, randomizado, realizado em 48 locais do Japão entre maio de 2014 e agosto de 2018. Procurou avaliar se o tratamento com febuxostate, inibidor não purínico da xantina-oxidase, exerceria algum benefício na tentativa de retardar a progressão da espessura média-intimal carotídea (EMI) em pacientes com hiperuricemia assintomática (AU > 7 mg dL) e EMI máxima da artéria carótida comum (ACC) ≥ 1,1 mm. Foram alocados para receber febuxostato (titulado nas doses de 10-60 mg/dia), comparado a um braço-controle com abordagem não farmacológica (modificação no estilo de vida, dieta saudável e terapia de exercícios). Após 24 meses de tratamento, não se observou qualquer retardo na progressão da aterosclerose carotídea, em comparação com o grupo submetido aos cuidados não farmacológicos. Esses achados, concluem os autores, não apoiam o uso de febuxostato para retardar a aterosclerose carotídea nesse perfil de população.[594]

Esse estudo recente teve como objetivos: 1. descrever características de pacientes com insuficiência cardíaca com fração de ejeção preservada (IC-FEP) inscritos no *RELAX study* (*Phosphodiesterase-5 inhibition to improve clinical status and exercise capacity in heart failure with preserved ejection fraction*) estratificados por nível sérico normal ou elevado de ácido úrico basal; 2. avaliar a associação entre os níveis de AU e medidas clínicas substitutas; e 3. avaliar associações entre mudanças nos níveis de urato ao longo do tempo e mudanças nas medidas clínicas substitutas.

Foram analisados 212 pacientes com ICFEP e medições basais normais ou elevadas (> 6 mg/dL) de ácido úrico envolvidos no estudo RELAX. As variáveis examinadas incluíram características clínicas, teste de esforço cardiopulmonar, VO2 de pico, teste de caminhada de 6 minutos, pontuação no questionário *Minnesota Living With Heart Failure* (MLWHF), parâmetros da ecocardiografia (massa ventricular esquerda, volume do átrio esquerdo), teste de biomarcadores séricos, parâmetros e biomarcadores clínicos (cistatina C, NT-proBNP, troponina I de alta sensibilidade, proteína C-reativa de alta sensibilidade).

Os resultados demonstraram que a prevalência da hiperuricemia basal elevada foi de 68,9% (146/212 pacientes), e esses pacientes apresentaram mais comorbidades basais, maior IMC, eram mais propensos a terem sido hospitalizados por IC no ano anterior, apresentaram maior prevalência de diabetes, pior *status* funcional medido pelo pico de VO2 no teste cardiopulmonar, pior *performance* no teste de caminhada de 6 minutos e foram mais propensos a ter maior massa ventricular esquerda do que os normouricêmicos. Após ajustes, foram identificadas associações significativas entre os níveis basais de AU e elevações dos níveis de ureia, cistatina C, peptídeo natriurético tipo B, troponina I de alta sensibilidade, proteína C-reativa de alta sensibilidade e menores taxas de filtração glomerular. Não foi encontrada associação significativa entre os níveis basais de AU e a avaliação da qualidade de vida pelo questionário *Minnesota Living With Heart Failure* (MLWHF) ou o composto de morte ou hospitalização cardiovascular/renal em 24 semanas. Concluem que os níveis séricos de AU compõem importante marcador de comorbidades e *status* funcional em pacientes com ICFEP. Acreditam que ensaios clínicos de terapias hipouricêmicas em pacientes com ICFEP são promissores.[595]

Estudos que avaliaram a relação entre os níveis séricos de AU e a presença de lesões em órgãos alvo (LOA) obtiveram, até o momento, resultados heterogêneos. Esse estudo procurou avaliar, entre 379 doadores de sangue, a prevalência da hiperuricemia em indivíduos saudáveis, assim como o papel do AU sérico na determinação de LOA vasculares, cardíacos e renais, em toda a população, bem como subgrupados por gênero. A pesquisa da presença das LOA foi avaliada com base na velocidade da onda de pulso (VOP), índice de massa ventricular esquerda (IMVE) e espessura médio-intimal carotídea (EMI). Definiu-se presença de hiperuricemia com base em um ponto de corte clássico de > 7 para homens e > 6 mg/dL para mulheres e um corte recentemente definido de 5,6 mg/dL para ambos os sexos.

A hiperuricemia esteve presente em 6,3% de toda a população (7,3% homens, 2,8% mulheres), considerando o corte clássico. Utilizando valores desse corte recentemente identificado, esteve presente em 28,2% (37,3% homens, 4,7% mulheres). Apesar de todas as LOA avaliadas estarem significativamente correlacionadas com os níveis de AU, a análise de regressão multivariada linear mostrou que nenhum deles, exceto a taxa de filtração glomerular (TFG), apresentou o AU como covariável significativa. Números semelhantes foram encontrados também quando as análises de correlação e regressão linear foram repetidas nos dois gêneros separadamente. Concluem afirmando que a hiperuricemia é um problema importante também em indivíduos saudáveis, e sua prevalência pode obviamente aumentar ainda mais se um ponto de corte mais baixo for usado. Nessa população específica, o AU esteve significativamente associado a insuficiência renal, não mostrando relação significativa com lesões cardíacas e vasculares.[596]

REFERÊNCIAS BIBLIOGRÁFICAS

585. Barrientos M, Macabeo RA, Ragasa RA. A meta-analysis on the association of febuxostat compared to allopurinol on blood pressure and major adverse cardiac events (MACE) among adult patients with hyperuricemia. European Heart Journal. 2020 Jan;41(Issue Supp.1). Published: 13 January 2020.

586. Dong Z-X, Tian M, Li H, Wu Y, Du X-G, Dong J-W, et al. Association of serum uric acid concentration and its change with cardiovascular death and all-cause mortality. Dis Markers. 2020;2020:7646384. Published online 2020 Jan 28. doi:10.1155/2020/7646384. V.2020. Article ID 7646384. 10 pages. https://doi.org/10.1155/2020/7646384. Published 29 Jan 2020.

587. Sung S-H, Chuang S-Y, Liu W-L, Cheng H-M, Hsu P-F, Pan W-R. Hyperuricemia and pulse pressure are predictive of incident heart failure in an elderly population. International Journal of Cardiology. 2020 Feb 1;300:178-83.

588. Shi Tai, Xuping Li, Zhaowei Zhu, Liang Tang, Hui Yang, Liyao Fu, Xinqun Hu, Zhenfei Fang, and Shenghua Zhou. Hyperuricemia is a risk factor for one-year overall survival in elderly female patients with acute coronary syndrome. Cardiovascular Therapeutics. 2020. Article ID 2615147. https://doi.org/10.1155/2020/2615147. Published online 2020 Feb 22.

589. Katova TM, Simova I, Yotov YT, Peeva KG, Georgieva NK, Mircheva LG. Hyperuricemia and cardiovascular risk in the Bulgarian population. Scientize Publishers. 2020 Feb 27.

590. Chen Y, Xia Y, Han X, Yang Y, Yin X, Qiu J, et al. Association between serum uric acid and atrial fibrillation: a cross-sectional community-based study in China. BMJ Open.

591. Mantovani A, Rigolon A, Civettini A, Bolzan B, Morani G, Bonapace S, et al. Hyperuricemia is associated with an increased prevalence of paroxysmal atrial fibrillation in patients with type 2 diabetes referred for clinically indicated 24-h Holter monitoring. J Endocrinol Invest. 2018 Feb;41(2):223-31. doi:10.1007/s40618-017-0729-4. Epub 2017 Jul 15.

592. Yen F-S, Hsu C-C, Li H-L, Cheng-Chung Wei J, Hwu C-M. Urate-lowering therapy may prevent the development of coronary artery disease in patients with gout. Front Med. https://doi.org/10.3389/fmed.2020.00063. 27 February 2020.

593. Zhao L, Cao L, Zhao T-Y, Yang X, Zhu X-X, Zou H-J, et al. Cardiovascular events in hyperuricemia population and a cardiovascular benefit-risk assessment of urate-lowering therapies: a systematic review and meta-analysis. Chinese Medical Journal. 2020 Apr;133(Issue 8):982-93. doi:10.1097/CM9.00000000000682. Published online 2020 Apr 20.

594. Tanaka A, Taguchi I, Teragawa H, Ishizaka N, Kanzaki Y, Tomiyama H, et al.; The Prize study investigators. Febuxostat does not delay progression of carotid atherosclerosis in patients with asymptomatic hyperuricemia: a randomized, controlled trial. Plos Medicine. 2020 Apr 22. https://doi.org/10.1371/journal.pmed.1003095.

595. Carnicelli AP, Sun JL, Alhanti B, et al Elevated uric acid prevalence and clinical outcomes in patients with heart failure preserved ejection fraction: Insights from Relax. American Journal of Medicine. 2020 Jun 23.

596. Maloberti A, Qualliu E, Occhi L, et al. Hyperuricemia prevalenve in healthy individuals and it's relationship with cardiovascular tarfet organ damage. Nutrition, Metabolism & Cardiovascular Diseases. 2020 Aug 20.

14

Atuais recomendações das Diretrizes (*American College of Rheumatology – ACR Guidelines for Manusement of Gout*)

Quarenta e duas recomendações (incluindo 16 consideradas de maior relevância) foram geradas na edição da última diretriz para o manuseio da gota. Incluíam o início da terapia para a redução dos níveis séricos do AU para todos os pacientes com gota tofácea, dano radiográfico característico ou frequentes surtos de gota. A droga recomendada como de primeira linha é o alopurinol, inclusive para aqueles pacientes com insuficiência renal crônica moderada a grave (DRC: estágio > 3). Deve-se utilizar uma dose inicial baixa de alopurinol ($\leq$ 100 mg/dia ou menos na IRC) ou utilizar o febuxostate (< 40 mg/dia) em conjunto com uma estratégia de gerenciamento, para obtenção de níveis séricos de AU < 6 mg/dL.

Passados mais de 2 mil anos da utilização da colchicina para o tratamento da gota, o *American College of Rheumatology (ACR Guidelines for Manusement of Gout)*, nas suas Diretrizes mais atuais, permanece recomendando a droga para o tratamento dos ataques agudos de gota. Faz ressalvas acerca dos efeitos adversos conhecidos (náusea, vômito, diarreia), recomendando o início da terapêutica com doses mais baixas, escalonadas. Alerta também sobre as precauções que devem ser tomadas naqueles pacientes com insuficiência renal ou hepática, ou em uso de medicamentos que interagem/interferem com a colchicina, que devem fazer uso de doses mais baixas ou utilizar outros medicamentos.

Recomenda, como opção, os AINEs, como a indometacina e o naproxeno, embora não existam diferenças importantes entre os medicamentos da classe. Nos casos de contraindicação (úlcera, diminuição da função renal ou uso de anticoagulantes), o emprego de corticosteroides, como prednisona, metilprednisolona e triamcinolona, é boa opção. A alternativa do uso de corticosteroide injetável foi lembrada para aqueles casos de acometimento de apenas uma ou duas articulações. Coloca como opção, para ataques muito graves da doença, o anakinra – medicamento biológico utilizado para artrite reumatoide –, embora a droga não seja mundialmente aprovada.

Medidas ligadas à alimentação são também colocadas como opção, por exemplo, a cereja ou seu suco e a ingestão de um copo de leite desnatado por dia. Recomenda-se também o repouso da articulação acometida e a aplicação de compressas geladas ou frias, exatamente como prescrevia Abu Bakr Mohammad Ibn Zakariya Razi, conhecido no Oriente como Rhazes (865-925 d.C.).

Quando há a indicação de redução dos níveis séricos do AU mediante medicamentos que agem bloqueando sua produção ou aumentando sua excreção, devem fazê-lo após o término dos ataques agudos. Alopurinol, febuxostate, probenecide e lesinurade são colocados como opções a serem consideradas, devendo ser individualizadas de acordo com o contexto clínico de cada paciente. Não respondedores podem fazer uso injetável da pegloticase.

Os surtos de gota ocorrem frequentemente quando se começa a fazer uso de medicamentos para redução dos níveis séricos do AU. Uma maneira como os pacientes podem tentar evitá-los é o uso concomitante da colchicina ou AINEs em doses baixas. Os médicos geralmente recomendam que os pacientes continuem tomando doses baixas preventivas de colchicina juntamente com medicamentos para baixar o AU por pelo menos 6 meses.[597]

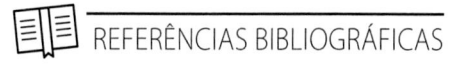 REFERÊNCIAS BIBLIOGRÁFICAS

597. FitzGerald JD, et al. Gout Guidelines 2020. 2020. American College of Rheumatology Guideline for the Management of Gout.

Comentários finais

A prevenção obviamente ainda está intimamente relacionada às escolhas de estilo de vida. Os tratamentos existentes provaram ser insatisfatórios em muitos pacientes com comorbidades, e novos tratamentos estão em estudo, como vimos nos capítulos anteriores, com possibilidades de oferecer melhoria na qualidade de vida para quem sofre com essa patologia. Embora somente cerca de 20% dos indivíduos portadores de hiperuricemia sustentada vão desenvolver um quadro de gota clinicamente evidente, o risco está intimamente relacionado ao nível sérico de ácido úrico.[598]

Em estudo conduzido por Marinello et al., o risco do desenvolvimento da gota em 5 anos variou de 0,6% para aqueles com nível sérico de ácido úrico < 7 mg/dL a 30,5% para aqueles com nível ≥ 10 mg/dL. Embora os aspectos relacionados à fisiopatologia ainda não estejam absolutamente esclarecidos, há uma relativa proteção nas mulheres até o momento da menopausa, quando a incidência de gota aumenta, um fenômeno que é atribuído à perda do efeito do estrogênio.[599-600] No diagnóstico, a ultrassonografia e a ressonância magnética oferecem maneiras avançadas de diagnosticar a gota de maneira não invasiva, possibilitando concomitantemente monitorar o progresso da dissolução do tofo.[601-602]

Outros fatores que propiciam seu estabelecimento são iatrogênicos. Citem-se como exemplo o aumento do uso de aspirina em baixa dose (mas não em altas doses), comumente utilizada como cardioproteção,[603] diuréticos e outros medicamentos, como a ciclosporina (em decorrência de um aumento no número de transplantes de órgãos). Um debate da maior importância, ainda sem respostas consistentes, é saber se a hiperuricemia assintomática contribui diretamente para a doença renal e para o risco cardiovascular.[604-605]

Algumas hipóteses tentam explicar a predileção dos ataques de gota pela primeira articulação metatarsofalangiana (AMTF), frequentemente no período da noite. Há autores que defendem uma hipótese multifatorial, que se iniciaria com a ocorrência de um pequeno derrame articular que se formaria durante as atividades diurnas, particularmente atividades mais árduas ou traumáticas para a articulação (a primeira AMTF é um local frequente de trauma menor e, portanto, potencialmente, sítio de uma osteoartrite). À noite, o fluido do edema tecidual (mais abundante e distalmente localizado na extremidade inferior) é gradualmente reabsorvido pela circulação. Como a reabsorção do urato é mais lenta que a da água, seus níveis se elevam na articulação. Por fim, concluem, a temperatura mais baixa do pé distal deve contribuir também para a precipitação dos cristais de urato monossódico. O resultado final é o quadro noturno clássico que habitualmente desperta tão rudemente a vítima de um sono profundo.[606]Outro conceito interessante, atualmente debatido com ênfase, é que os desfechos usuais em ensaios clínicos terapêuticos para a gota são fundamentalmente os níveis séricos do ácido úrico.[607] A agência americana *Food and Drug Administration* (FDA) vem recomendando o uso de outros instrumentos, como resultados autorrelatados pelos pacientes, para a análise de desfechos de eficácia em estudos clínicos.[608] Há um consenso razoável de que os pacientes estão mais interessados no número e na gravidade dos ataques de gota do que em manter o nível de AU baixo. Isso reforça a tentativa de explicar a baixa adesão do paciente à terapia hipouricêmica. Em resumo, continuam a existir oportunidades abundantes para melhorar os resultados para o tratamento dessa doença.[609]

Por fim, conforme apontado por Kim e Choi, estudos recentes sugerem que a maioria dos pacientes com gota não é abordada adequadamente, tanto pela subutilização de medicamentos disponíveis quanto pelo estabelecimento de conceitos errôneos, mesmo entre os médicos.[610] Parece cada vez mais evidente que uma correta orientação médica de um tratamento habitualmente prolongado, com mudanças no estilo de vida e o uso de três classes diferentes de medicamentos (tratamento de ataque do quadro agudo, profilaxia de ataques recorrentes e tratamento para redução do AU), permanece subutilizada.

Progresso significativo foi feito na confirmação de uma associação, possivelmente causal, entre hiperuricemia e resultados cardiovasculares. Os inibidores da xantina-oxidase parecem ser os agentes mais promissores para a prevenção e o tratamento dessas consequências associadas à hiperuricemia. Vários estudos de pequeno e médio porte examinaram o efeito desses agentes na função CV em uma variedade de populações de pacientes. Foram demonstradas melhorias nas medidas da função endotelial, estresse oxidativo, função cardíaca, hemodinâmica e certos índices inflamatórios. Os compostos para inibição de XO com efeitos clínicos mais específicos e menos efeitos colaterais do que o alopurinol podem ser opções promissoras para explorar ainda mais o potencial terapêutico em pacientes com doença cardiovascular. No entanto, ainda se considera precoce a adoção de recomendações clínicas com relação aos benefícios do uso de um inibidor da XO como o alopurinol ou do febuxostate em pacientes hiperuricêmicos assintomáticos e com alto risco CV. Ocorre que apenas uma parcela de estudos mostrou que eles podem ser benéficos em termos de resultados consistentes.[613]

A partir dos dados epidemiológicos disponíveis, fica cada vez mais evidente que a hiperuricemia está associada a maior risco de danos aos órgãos alvo e de morbimortalidade cardiovascular. O aumento do risco é mais acentuado, como seria de esperar, naqueles pacientes com alto risco CV e em pacientes com níveis de AU > 6 mg/dL. Efeitos deletérios são substancialmente independentes da presença de cristais de urato nas articulações. Grandes estudos controlados são necessários e estão em andamento, para determinar o potencial dos medicamentos redutores do ácido úrico para reduzir o risco do desenvolvimento de doenças cardiovasculares.[613]

 ## REFERÊNCIAS BIBLIOGRÁFICAS

598. Campion EW, Glynn RJ, DeLabry LO. Asymptomatic hyperuricemia: risks and consequences in the Normative Aging Study. Am J Med. 1987 Mar;82(3):421-6.
599. Marinello E, Riario-Sforza G, Marcolongo R. Plasma follicle-stimulating hormone, luteinizing hormone, and sex hormones in patients with gout. Arthritis Rheum. 1985;28(2):127-31.
600. Rosen R, Tomer Y, Carel R, Weinberger A. Serum 17-beta-estradiol and testosterone levels in asymptomatic hyperuricaemic men. Clin Rheumatol. 1994;13(2):219-23.
601. Thiele RG, Schlesinger N. Ultrasonography shows disappearance of monosodium urate crystal deposition on hyaline cartilage after sustained normouricemia is achieved. Rheumatol Int. 2010;30(4):495-503.
602. Perez-Ruiz F, Dalbeth N, Urresola A, de Miguel E, Schlesinger N. Gout. Imaging of gout: findings and utility. Arthritis Res Ther. 2009;11(3):232.
603. Caspi D, Lubart E, Graff E, Habot B, Yaron M, Segal R. The effect of mini-dose aspirin on renal function and uric acid handling in elderly patients. Arthritis Rheum. 2000;43(1):103-8.
604. Edwards NL. The role of hyperuricemia and gout in kidney and cardiovascular disease. Cleve Clin J Med. 2008;75(Suppl.5):S13-S16.
605. Feig DI, Kang DH, Johnson RJ. Uric acid and cardiovascular risk. N Engl J Med. 2008;359(17):1811-21.
606. Simkin PA. Concentration of urate by differential diffusion: a hypothesis for initial urate deposition. Adv Exp Med Biol. 1974;41:547-50.
607. Kim SY, Choi HK. Gout and quality of life. J Rheumatol. 2009;36(5):865-68.
608. Available: www.fda.gov/Cder/guidance/5460dft.pdf.
609. Schlesinger N, Dalbeth N, Perez-Ruiz F. Gout: what are the treatment options? Expert Opin Pharmacother. 2009;10(8):1319-28.
610. Kim SY, Choi HK. Gout and quality of life. J Rheumatol. 2009;36(5):865-68.
611. Conroy M, Pyörälä K, Fitzgerald AP, Sans A, Menotti A, et al. Estimation of ten-year risk of fatal cardiovascular disease in Europe: the Score project. European Heart Journal. 2003 Jun 1;24(Issue 11):987-1003. https://doi.org/10.1016/S0195-668X(03)00114-3.

Índice remissivo

A

acidente vascular encefálico 14, 32, 50
ácido úrico 13, 30
alopurinol 85
angina 24
articulação metatarsofalangiana 1
artrite(s)
    deformantes 14
    gotosa 1, 30
    inflamatória 14
    séptica 124
artrocentese 124
ataque isquêmico transitório 24
aterosclerose coronariana 35
atividade física 65

B

bebidas alcoólicas 2
benzbromarona 88
betabloqueadores 109
    dos canais de cálcio 110

C

colchicina 77
corticosteroides intra-articulares 127

D

diabetes mellitus 14, 42, 53, 63
dietas ocidentais 13

dislipidemia 19, 70
diuréticos 107
doença(s)
    anti-hipertensivas 104
    arterial coronariana 14, 30
    ateroscleróticas cardiovasculares 67
    cardíaca
      coronariana 53
      isquêmica 33
    cardiovasculares 13
    renal
      crônica 19, 42, 53
      intersticial 15
    reumáticas 1
    vascular periférica 14

E

escolaridade 63
estresse 18
    oxidativo 51

F

fatores de risco cardiovasculares 13
febuxostate 97
fenofibrato 113

G

gota 1, 36, 43, 77

H

hipercolesterolemia 63
hiperinsulinismo 17
hiperlipidemia 42
hipertensão 70
    arterial sistêmica 14
hipertrigliceridemia 34
hiperuricemia 13, 36, 40, 56, 64

I

infarto agudo do miocárdio 24
ingestão proteica 14
insuficiência cardíaca 14, 40, 53

M

manifestações
    articulares 14
    extra-articulares 14

N

nefrolitíase 14
nefropatia
    crônica 14
    diabética 71
neuropatia
    diabética 71
    periférica de origem diabética 70

O

obesidade 2, 14, 42, 63

P

pé diabético 71
pegloticase 101
probenecide 94
produção excessiva de ácido úrico 14
pseudogota 124

R

resistência insulínica 64
retinopatia 71
reumatismo 2
risco cardiovascular 36

S

salicilato 84
saúde cardiovascular 18
sedentarismo 63
síndrome metabólica 14, 58
sobrepeso 42

T

tabagismo 18, 34, 70

U

úlcera diabética 71

V

vida saudável 2

X

xantina-oxidase 40, 85